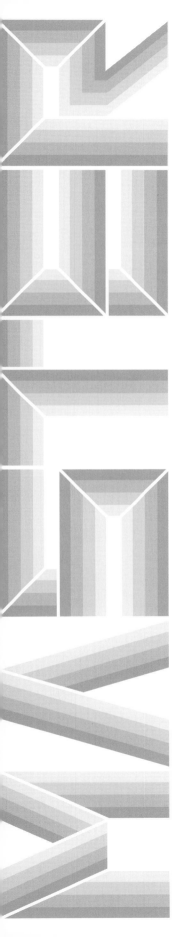

四訂
マスター 栄養教育論

編著：佐藤 香苗
　　　安達内美子

共著：秋山　　隆
　　　隈元 晴子
　　　近藤 志保
　　　山王丸靖子
　　　嶋田さおり
　　　水津久美子
　　　杉村留美子
　　　丹野久美子
　　　平田なつひ
　　　安友 裕子

建帛社
KENPAKUSHA

は じ め に

　栄養教育は，食生活管理の面から人々の健康づくりを担う健康教育の一環である。なかでも生活習慣病予防は，栄養教育による健康対策が重要な位置づけとなってきている。平成14年（2002年）の管理栄養士国家試験出題基準（ガイドライン）改定において，栄養教育は行動科学理論と教育学の基礎を踏まえ，カウンセリング論に基づき実施することが望ましいとし，従前の「栄養指導論」から「栄養教育論」へと改称され，今日に至っている。

　そこで本書は，食行動に焦点をあてた行動科学と教育学の理論の統合により，健康的な食行動を形成し，健康の保持・増進とQOLの向上を目標とする栄養教育の方法論を理解し，「実践につながる理論」を修得できることを願って編纂した。平成23年（2011年）の初版刊行以来，「日本人の食事摂取基準」「管理栄養士国家試験出題基準（ガイドライン）」をはじめとする関連制度の改定に合わせて内容を見直し改訂を重ねてきたが，今般「四訂版」を刊行する運びとなった。

　四訂版では，平成30年（2018年）度に公表された「管理栄養士・栄養士養成のための栄養学教育モデル・コア・カリキュラム」において，栄養教育論の学修内容が，C栄養管理の実践のための基礎科学「人間の行動変容に関する理論」とEライフステージと栄養管理の実践「栄養教育（栄養指導）の進め方と多様な場での展開」に二分されたことを受け，第4章「栄養教育の場におけるライフステージ別展開」について，時代や社会の変化に対応した具体的事例をもとに実践的な内容で再構築した。さらに，令和4年（2022年）度に改定された「管理栄養士国家試験出題基準（ガイドライン）」の内容に沿い，全編を通して関連記述を見直した。

　本書と対をなす『マスター栄養教育論実習』（建帛社）においても，本書の理論を踏まえ，実践の場でいかせるように展開している。あわせてご活用いただければ望外である。

　今回の改訂では初版刊行以来，編者として本書の発展にご尽力いただいた逸見幾代先生に替わり，安達内美子先生を編者に迎え，執筆陣には新しく3名の先生にご参画いただき，新体制の下で刊行に至った。管理栄養士・栄養士として修得すべき知識を得ることはもちろんのこと，管理栄養士国家試験に対応して十分な内容を含んでいるものと考えるが，読者諸氏，諸先輩のご批判，ご助言をいただければ幸甚である。

　最後に，本書刊行の機会をいただき，終始改訂の過程にご尽力・ご支援賜りました建帛社代表取締役社長　筑紫和男氏はじめ，編集の方々に厚く感謝申し上げます。

　令和6年（2024年）4月

執筆者を代表して　編著者　佐 藤 香 苗

目　　次

第3章　栄養教育マネジメント　　　　　　　　　54

第1章 栄養教育の概念

1 栄養教育の定義と目的

　栄養教育とは，人々の健康の維持・増進および生活の質（quality of life：QOL）の向上を目指して，適切な食物選択と食行動を自発的に実践できるようにする教育的戦略のことである。

　超高齢社会を迎えた今，日本では，がん，心臓病，脳卒中，糖尿病，高血圧等の生活習慣病が増加している。この生活習慣病は幼少期からの食を含む生活習慣全般と関係が深く，不適切な食行動から生じるといわれている。そのため，栄養教育では，患者・クライエント等，教育対象者の食行動を変容させることが主たる目的である。

　人の「食べる」ことに関する教育では，「栄養素レベル」「食品レベル」「料理レベル」「食事レベル」，そして「食行動レベル」がある。どの栄養素を1日にどれくらい食べればよいのか，その栄養素を多く含む食品は何か，それをどのように調理したらおいしく効率よく摂取できるのか，毎日3食をどのように組み合わせればよいのか等，対象者が正しい知識とスキルを修得できるように計画するとともに，日常生活で無理なく実践できるようにすることが要諦である。

2 食行動の多様性

　人は食物を食べなければ生きていけない。それにもかかわらず，何が食べられるのか，食べられないのか，食べられる食物をどの程度食べればよいのか，最初から知っているわけではない。個々人の経験と家族や社会，文化を介して学習した知識に基づき食べ方を身につけていく。食べるためには，何を食べるか考え，食品を買いに行き，食事の準備や後片づけをしなければならない。すなわち，食行動は「食べる」行為に限定されるものではなく，それに伴う認知や感情，食物の入手・準備・調理・後片づけやこれらの能力を形成・伝承していくことも広義には食行動である。「食べる」という行為そのものも「いつ，どこで，何を，どのくらい，誰と，どのように食べるか」といった選択が自由にできるため，食行動は個別性が高く，きわめて多様性に富む行動であることがわかる。

　したがって，食行動やその変容過程は行動科学的見地から理解していくことが大切

である。行動科学理論の構成要素である概念は，人間の行動を科学的に分析して法則性を解明するための測定可能な変数であり，モデルとはいくつかの理論を組み合わせたものである。対象者のもつ課題や状況に応じて設定した目的や内容に合致しているものを適切に選択し，実施可能性を考慮して活用するようにしたい。しかし，多種多様な要因によって規定されている食行動を単一理論で説明しきれないことも多く，実際には組み合わせて活用することの方が多い。また，理論とモデルは，あくまで統計学的に構築されたものであることから，適用の限界を見極め，対象者の行動変容の達成度を評価しながら調整することも重要である。

〈参考文献〉

・今田純雄，和田有史：食行動の科学—「食べる」を読み解く，朝倉書店，2017

第2章 栄養教育のための理論的基礎

1 行動科学が栄養教育に必要な理由

　人は出生から死に至るまで，すべてのライフステージにおいて，いかなるライフスタイルの人であっても毎日2，3回以上という高頻度で食物を食べている。したがって，食行動は，習慣化された行動であり，日常生活において個人と個人を取りまく環境との相互作用から学習された行動といえる。

　ここで，学習とは栄養教育に活用する行動科学的アプローチの基礎となる理論であり，訓練や経験による比較的長期にわたる行動変容のことである。したがって，疲労や病気・けが等による一時的な行動の変化や，経験を伴わない成長，加齢に伴う行動の変化は学習には含まれない。

　栄養教育において，食物を，炭水化物，たんぱく質，脂質といった「栄養素レベル」，米，肉，魚，野菜といった「食品レベル」，そして，ごはん，煮魚，おひたしといった「料理レベル」に分けて扱う。さらに，料理をどのように組み合わせて1食の「食事」を整え，それをどのように「食べる」と健康的で望ましいかを対象者に理解させることはもとより，日々の生活における実践とその習慣化を栄養教育の目標としている。

　そのため，栄養教育では，行動科学理論を活用して，対象者がそれまで経験したことがない行動であれば，行動を新しくつくる「行動形成（シェイピング）」や，健康の維持・増進にとって望ましい行動であれば，その行動を一層増やし，不適切な行動であれば修正することが必要となる。長い時間をかけて繰り返し学習して身についた行動を修正することは容易ではない。どうして修正しなければならないのか理解し，修正に必要なスキルを有し，意欲が伴わなければ実現しない。栄養教育に行動科学が必要とされる所以である。

2 行動科学の理論とモデル

　栄養教育に活用しやすい重要な理論に，刺激と反応の結合を学習と捉える「刺激-反応理論」と，その人にとってのものの見方の変化を学習と考える「認知論」に分けることができる。どちらも対象者の行動変容につなげるための重要な理論である。

（1）刺激-反応理論（レスポンデント条件づけ，オペラント条件づけ）

　刺激-反応理論は，刺激＝stimulation と，反応＝response の頭文字をとって，S-R 理論ともいう。20世紀初頭に行動主義心理学の創始者であるワトソン（Watson JB）により提唱された。後述するパブロフ（Pavlov IP）の条件反射研究に影響を受けたとされる。ワトソンは，先天的な遺伝・資質よりも後天的な環境・経験が人の行動を形成し，目標に到達できる要因だと考えた。すなわち，「刺激を与えれば行動は変容し，この行動変容は学習によって起こる」というもので，行動主義では，教育の成果は行動の変化を計量することで判定できるとした。ワトソンの行動主義理論は多くの心理学者に行動研究の重要性を示したが，一方で，刺激から反応までの間に学習者の中で何が起こったのか，認知面の存在は問わなかった。

1）レスポンデント条件づけ

　レスポンデント条件づけは，「古典的条件づけ」ともよばれる。「respondent＝反応する，応じる」とは，意思によらず，環境刺激で条件づけられる刺激に対して生理的に反応する「何か」が，結びついたものである。

　パブロフが行った，イヌの餌と音の有名な実験がある。餌を食べると唾液が出るのは，生理的反応である。この生理的反応を生じさせる餌（無条件刺激）と，メトロノームの音（条件刺激）を同時に提示すると，メトロノームの音を聞いただけで，イヌは唾液を出すようになる。何の関係もなかったメトロノームの音と唾液分泌が，「対提示」を続けたことで，学習が成立したのである。このように，学習が成立したときに，何の意味ももたなかった中性的な刺激であった音は「条件刺激」となり，唾液分泌は，条件反射（反応）となる（図2-1）。

　この理論は，学習心理学という伝統的領域で早くから検討されてきた。レスポンデント学習とは，意思によってではなく，反応に先行する外界の刺激や事象に対して，一定反応が安定してとれるようにする過程である。したがって，「行動に先行する刺激に働きかけ（条件づけ）」を行えば，行動を変容させることができると考えられた。

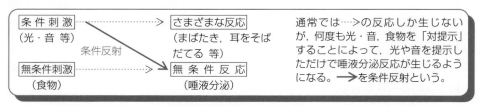

図2-1　条件反射の形成

2）オペラント条件づけ

　オペラントとは，「operate＝操作する」からの造語で，当事者の結果を見越した意思に基づいた「自発的な行動」である。スキナー（Skinner BF）が行った，「箱に入ったネズミの実験」が有名である。スキナーは，レバーを押すと餌が出てくる装置

の箱をつくり，そこにネズミを入れた。ネズミは，偶発的にレバーを押し（行動），餌を得る（結果）。餌を得ることで，レバー押し行動は，徐々に増えていった。反対に，レバーを押すと電流が流れるような仕組みの箱にネズミを入れると，ネズミのレバー押し行動は，徐々に減る。このように，「行動の後に伴う結果（随伴刺激）」によって，その行動を増やしたり弱めたりすることができる。また，「ブザー（先行刺激）が鳴ったときレバーを押す（行動）と餌がもらえる（結果）」ようにした場合，「先行刺激-行動-結果」のつながりを「三項随伴性」といい，オペラント条件づけの基本単位とされている。ブザーが鳴っているときにはレバーを押し，鳴っていないときには押さない場合のブザーは「弁別刺激」とよばれる。

　また，行動の結果として出現することでその行動を強化する刺激や環境変化のことを「強化子」という。強化子の種類には，物的強化子（食べ物，お金，おもちゃ，好きな洋服 等），社会的強化子（賞賛，承認，注目，愛情，同意 等），心理的強化子（快楽や満足を得られる活動 等）等がある。

　反対に，行動直後に随伴することで行動を減らすような刺激や環境変化のことを「弱化子（罰子）」という。「望ましくない」「つらい」「苦しい」といったネガティブな刺激という意味ではない。一般には望ましくない結果でも，行動に随伴して出現してもその行動の将来的な生起確率が下がらなければ弱化子とはよばないので，注意が必要である。前述のスキナー箱の例では，餌は「レバーを押す」という行動を強めるので「強化子」であり，電流は「レバーを押す」という行動を弱めるので「弱化子」である。

① 強化（正の強化，負の強化）

　オペラント条件づけにおける強化とは，「行動の後に伴う結果（随伴刺激）」を操作することによって，将来の自発行動の強度や頻度が維持・増加することをいう（表2-1）。ある行動を行って強化子が得られる，または，弱化子を避けることができると，その行動は強化される。前者を「正の強化」，後者を「負の強化」という。例え

表2-1　オペラント条件づけにおける4つの随伴性の概念と例

行動の後に伴う結果（随伴刺激）	出　現	消　失
行動を強化する〈強化子〉	〈正の強化（行動が**増える**）〉おもちゃの片づけができたので，褒美に アメ をあげた。→いっそう，片づけをするようになる。	〈負の弱化（行動が**弱まる**）〉兄弟げんかをしたので，罰として おやつ はなし。→兄弟げんかをしなくなる。
行動を弱める〈弱化子〉	〈正の弱化（行動が**弱まる**）〉野菜ばかりを残したので，罰として 皿洗い をさせる。→野菜の食べ残しが減るようになる。	〈負の強化（行動が**増える**）〉勉強をしてテストでよい点をとったので，褒美に今日は 皿洗い をしなくてよい。→いっそう，勉強してよい点をとるようになる。

ば，「手伝いをする」という行動頻度を増やしたいとき，手伝いをしたら親に褒められる（強化子）ので手伝う（正の強化）場合と，手伝いをしないと親に叱られること（弱化子）を回避するために手伝いをする（負の強化）場合もあるが，できるだけ正の強化によって望ましい行動を増やすほうがよいとされている。

② 弱化（正の弱化，負の弱化）

「行動の後に伴う結果（随伴刺激）」を操作することによって，将来の自発行動の強度や頻度が弱まって将来的にその行動の生起頻度が減少することを「弱化（罰）」という（表2-1）。スキナーが創始した行動分析学が扱う「罰（punishment）」は強化と対称的なものであるという本来の意味が理解されやすいように，近年では，「罰」よりも「弱化」という訳語があてられるようになってきている。

弱化にも2つの条件がある。ある行動をした結果として何かが生じたり増えたりすることでその行動の生起頻度が下がることを「正の弱化」といい，何かがなくなったり減ったりすることでその自発行動の生起頻度が下がることを「負の弱化」という。このように，冠につく「正の」というのは，単に結果としてある刺激が得られたり加わったりするということで，反対に「負の」というのは，結果としてある刺激が取り除かれたり回避したりすることを示しており，好ましさや望ましさとは無関係である。ある犯罪行為により罰金刑（お金という強化子が消失するという負の弱化をねらうもの）を受けても，当事者の犯罪行為の頻度が低下しなければ弱化とはいわない。

③ オペラント条件づけにおける消去

消去とは，強化によってひとたび行動頻度が高まった行動であっても，望ましい結果（強化子）が伴わなくなる，あるいは嫌な結果（弱化子）を回避できなくなると行動が減ってしまうことをいう。褒美をもらって手伝いをするという行動が増えても，その後，手伝うことがあたり前になり，褒美がもらえない，褒められなくなる等で手伝いをしなくなる，慢性的な運動不足で最初はラジオ体操だけで便秘が改善していたのに，次第にラジオ体操程度では改善しなくなった等がこの例である。このように「消去」は，行動しても何も出てこない，もしくは何もなくならないことで，負の弱化とは似て非なるものである。

人の食行動に多層なレベルからアプローチ

（1）生態学的モデル

栄養教育は，健康的で望ましい食行動へと変容させることを目的としているため，対象者によって，「個人レベル」「個人間レベル」等，ターゲットとする行動，対象集団に至適な理論やモデルを選択することを，常に念頭におく必要がある。

しかし，人の行動は複雑で多くの要因の影響を受けているため，単一の理論やモデルだけで行動変容につなげることは難しい場合もある。生態学的モデルは，さまざまなレベルの理論やモデルを統合するメタモデル（理論枠組み）としての意義がある。

主として行動を説明するためのシステム理論として，1979年に心理学者のブロフェンブレナー（Bronfenbrenner U）は，人間発達は人が生活する中で，個人と環境の相互作用により構築されるとして，人間発達における生態学的モデルを提唱した。このモデルはさまざまな領域で応用された。

　その後，行動介入プログラムの開発のためのシステム理論である社会生態学モデル（social ecological model）がヘルスプロモーション分野で台頭した。これは単一モデルではなく総称であり，これまでに複数のモデルが提唱されてきている。

1）健康行動への影響要因

　社会生態学モデルの特徴は，いずれも複数のレベルの要因が人間の行動に影響するとされる点である。もっとも代表的なモデルは健康行動の生態学的モデル（ecology model for health behavior）（McLeroy KR, *et al.*, 1988）で，個人的要因（intrapersonal），個人間要因（interpersonal），組織要因，地域・コミュニティ要因，公共政策要因の5つに分けられている（図2-2）。行動はこれらの5つのレベルの影響要因に相互に作用される。

①個人的要因：行動に影響する1人の人間がもつ信条・態度・知識・スキル・自己効力感 等。

> 例　・健康のために食塩の摂取量を減らす重要性を理解している（知識）。
> 　　・薄味でおいしく調理できる。

②個人間要因：1人の人間を取りまく社会的支援や社会的役割を与える小単位のコミュニティに関する要因と，家族，友人，仲間の有無やそれらの人々の行動要因。

> 例　・減塩と高血圧の関係を理解してくれる家族がいる。
> 　　・食事を準備してくれる家族がいる。

③組織要因：特定の組織（自治体・学校・職場 等）におけるルールや規則，制度による要因。

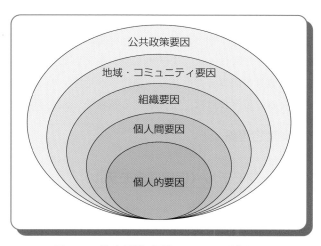

図2-2　健康状態・行動への5つの影響要因

> | 例 | ・社員食堂では，1食あたりの食塩量は，2gを目安にして提供している。

④地域・コミュニティ要因：地域や特定の組織における社会的規範やソーシャルネットワークによる要因。

> | 例 | ・地域でヘルシーメニューを出している飲食店に，優良店のステッカーが配布されている。

⑤公共政策要因：自治体や国の政策や法律による要因。

> | 例 | ・野菜や果物に対する減税，タバコや酒に対する増税等の介入計画の提案。

2）影響要因の相互因果関係

これらの要因は相互排他的ではなく，相互作用の影響も考慮することが重要である。もうひとつの重要な観点として，個人の行動は，社会的環境を形成し，また社会的環境によって形成されることがあげられる。

地域やコミュニティにおける要因が個人の信条や知識レベルに影響を及ぼし，親しい仲間に波及する，あるいは，個人の能力が身近な仲間をエンパワメント（p.50）し，コミュニティ全体の社会的規範を変えることもあり得る。それぞれの要因は独立したものではなく，互いに影響し合っており，このような関係性を「相互因果関係」という（Rimer BK, *et al.*, 2005）。これらを念頭に，マルチレベルで栄養教育の計画・立案を行うことが重要である。

> | 例 | ・職場の健康診断で脂質異常症が指摘された会社員が，野菜の摂取量を増やす方法を同僚に相談したところ，同僚にも血糖値や血圧が高い者が多く，一緒に改善することになった。現在の社員食堂には野菜メニューが少ないため増やしてもらう，あるいは会社の周辺の飲食店に野菜の小鉢料理を提供してもらう，野菜をたくさん使用した惣菜を販売してもらう等，の交渉をする。これらの要望に応えないと顧客数が減り，経営的にも苦しくなるであろうことから，社員食堂や飲食店はメニューを変えるようになる。
> ・せっかく地場産の果物や野菜が豊富なのに，市民が購入しない現状にある。そこで，市民がこれらの購入量・頻度を高めるための地域組織活動に参加した。この活動をきっかけに，家庭で地場産の果物や野菜の摂取量が増えた。また，友人にそれらを活用したレシピを提供することでおいしさや栄養的価値等が口コミで広まり，消費者が地場産の果物や野菜を要望するようになる。そうなれば，小売店でも積極的に販売するようになる。

個人レベルの行動変容理論

（1）ヘルスビリーフモデル（保健信念モデル）

1）ヘルスビリーフモデルとは

ヘルスビリーフモデル（health belief model；HBM）は，ミシガン大学のローゼンストック（Rosenstock IM）やベッカー（Becker MH）らが中心となって考案し，発

展してきたモデルである。自分の健康や疾病をどのように考えているかが行動に影響するという行動モデルで，後述する「社会的認知理論」（p.16）がこのモデルの根幹となっている。

HBM の重要な概念は，①疾病への恐れの自覚（罹患の可能性と疾病の重大さの自覚），②保健行動の有用性（利益）と障害の自覚，③自己効力感（p.17），④行動の契機（きっかけ）の 4 つである（図 2-3）。

同時にこのモデルでは，「行動の契機（情報・注意の喚起 等）」という要素が，もともと行動をしようという判断があったところに働き，行動を起こすきっかけとなる。加えて，保健行動に影響を与える重要な要因として，属性（性，年齢，性格，収入，教育歴，職業 等）がある。

① 疾病への恐れの自覚（罹患性と重大さ）

「罹患の可能性の自覚」とは，自身がその疾患に罹患する可能性がどの程度であると捉えているかである。「疾病の重大さの自覚」とは，自分がその疾病に罹患することを，医学的，社会的等の視点からどれくらい重大なことと捉えているかである。「罹患の可能性の自覚」と「疾病の重大さの自覚」の両者を強く感じることで，健康面でこのままではまずいという，ある程度の「脅威」を感じるようになり，保健行動の可能性を高める。

② 有用性と障害

人は「保健行動の有用性（利益）の自覚」と「保健行動への障害の自覚」を天秤にかけ，有用性の自覚が障害の自覚を上回ったときに，保健行動を起こす。すなわち，「保健行動の有用性（利益）」と「保健行動への障害」を差し引いたものが，行動の可

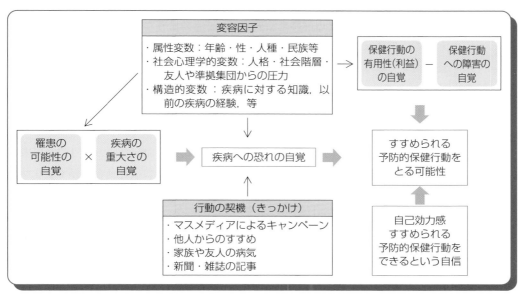

図2-3　ヘルスビリーフモデル
(出典　Becker MH, *et al.*：*Am J Public Health*, 1974 に執筆加筆)

能性を決定することになる。

③ 自己効力感（p.17）

　長い時間をかけて身についた行動を変容するためには，推奨される予防的な保健行動を行うことができるという本人の自信の有無が，その行動の可能性を左右する。

④ 行動の契機（きっかけ）

　もともと行動をしようという判断があったところに情報・注意の喚起等が働き，行動を起こすきっかけとなる。このようなきっかけもある状態に対する「恐れの自覚」に影響を及ぼし，予防的な保健行動の可能性を高める。

　加えて，属性（性，年齢，性格，収入，教育歴，職業 等）も疾病への恐れや有益性，障害の自覚への影響を介して間接的に行動に影響を及ぼす。

2）ヘルスビリーフモデルの活用

1 罹患の可能性の自覚　　本人と類似した健康状態，例えば，同程度の糖尿病コントロール状態の患者の罹患率や合併症発生率等の具体的データを示して，現在の好ましくない行動を継続した場合に，罹患の可能性があることを認識させる。

2 疾病の重大さの自覚　　疾病により医学的，社会的にどのような状態になるかをイメージさせ，重大性を認識させる。

3 保健行動の有用性（利益）の自覚　　健康行動をとると，そうでない場合に比べてどのくらい健康状態や疾病が改善するかを示すことで，認識させる。例えば，栄養指導を受けた群と受けなかった群で，その後の体重減少と糖尿病コントロールの推移等，客観的なデータを比較し，栄養指導の効果を科学的に示す。

4 保健行動への障害の自覚　　「面倒である」，「楽しくない」，「手間がかかる」等，何が障害になるかは人によって異なる。そのため，本人がもっとも障害と感じていることを確認し，その障害を除去・軽減できるような，実行可能なやり方を提案する。例えば，「栄養価計算までしなくても，3食均等に規則的に，主食・主菜・副菜をそろえて食べる」等。

5 自己効力感　　推奨された行動をしやすく，それなら自分にもできそうと感じられるようなアドバイスをする。例えば，「買ってきた惣菜や調理しなくてもそのまま食べられるトマトやわかめを副菜にしてもよいですね」等。

6 行動の契機（きっかけ）　　身近な人の病気や新薬の開発といった外的な出来事や，本人の病気の兆候や不調等の内的な出来事，さらには行動を催促するリマインダーの提供によって情報・注意の喚起となり，疾病への危機感が高まる。

■（2）トランスセオレティカルモデル

1）トランスセオレティカルモデルとは

　現在，行動科学の研究分野で，もっとも注目・活用されている理論・モデルのひとつにトランスセオレティカルモデル（transtheoretical model；TTM）がある。TTMは，米国のロードアイランド大学のプロチャスカ（Prochaska JO）らが，精神療法

における300以上の理論を系統立てて検討・統合し，提唱・命名した複合的モデルである。変容ステージ（変容段階），変容プロセス，自己効力感（セルフ・エフィカシー），および意思決定バランスの4つの要素から構成されている。

　これら4つの構成要素のうち変容ステージおよび変容プロセスは，プロチャスカの独自の概念であり，自己効力感および意思決定バランスは，既存の理論からの援用である（p.13）。

① 変容ステージ

　このモデルは，人の行動が変容していく過程は5つのステージを経る，という考え方である。このステージの変化を，①無関心期（前熟考期），②関心期（熟考期），③準備期，④実行期，⑤維持期，と区分している。この5つの過程は，一方向に進むとは限らず，前段階に逆戻りすることもある。

　　① 無関心期　　6か月以内に行動変容に向けた行動を起こす意思がない時期。変容すべき行動をそのまま続けると重大な結果をまねくという知識がないか，少ない場合，過去に行動変容を試みたが何度も失敗し，くじけてしまって動機づけがなくなっている場合等であり，行動変容の必要性を自覚させることが必要な時期である。

　　② 関心期　　6か月以内に行動変容に向けた行動を起こす意思がある時期。しかし，行動変容によってもたらされる利益と不利益を天秤にかけ，どちらが重いか判断がついていないため，まだ行動に移すことができない。したがって，動機づけをより強くし，行動変容に対する自信を強くもつことが必要な時期である。

　　③ 準備期　　1か月以内に行動変容に向けた行動を起こす意思がある時期。この時期にある多くの人は，保健医療スタッフに相談したり，行動変容を試みたりした経験があるため，行動変容の決意を固めてもらうことが必要である。この時期には，具体的な手段や行動計画を提示する。

　　④ 実行期　　明確な行動変容が観察されるが，その継続がまだ6か月未満である時期。行動変容の決意が揺らがないよう，具体的に行動面に働きかける支援が必要である。

　　⑤ 維持期　　明確な行動変容が観察され，それが6か月以上続いている時期。生活上の大きな出来事等をきっかけに行動パターンが戻る可能性や，行動変容内容が徐々にあいまいになる可能性もあるので，再発予防のための「問題解決」を目標にする時期である。

　このように，トランスセオレティカルモデルを用いることで，対象者がターゲットとしている行動の準備性（レディネス）を把握でき，それにあった働きかけを実践することができる。さらに，実践の前後で行動科学的な要因（例えば，自己効力感や重要性の変化 等）を比較することで，教育効果の評価も可能となる。

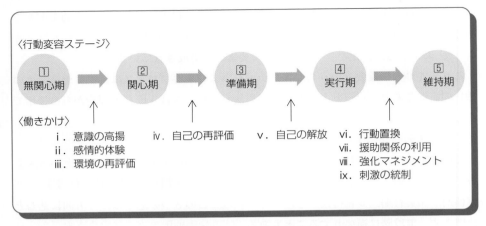

図2-4　行動変容ステージと変容プロセスモデル

注）「ⅹ．社会的解放」は，変容段階との関係が明らかになっていないため，省略される。
（出典　Rossi SR *et al.*：*International Journal of Addictions*, 1994）

②　変容プロセス

　以上のように，人の行動には段階があると考えることで，対象者のステージにあわせた，より適切な働きかけを実施できる。各ステージへの働きかけは図2-4のようにまとめられ，それに対応する働きかけは，考え（認知）に関するもの（準備期に至る前まで），行動に関するもの（準備期以降）に大きく分けられる。

　1 考え（認知）に関するもの
　　ⅰ．意識の高揚：健康問題に関する情報を集めて，それを理解すること
　　ⅱ．感情的体験：不健康な行動とそれによって起こる結果から不安，心配といった負の感情や，適切な行動によって重大な結果を回避できるという安堵感を体験させること
　　ⅲ．環境の再評価：不健康な行動を続けることや，健康のために行動を変容することが自分の身近な環境や周囲の人々にどのような影響を及ぼすのか，感情と認知の両面から評価すること
　　ⅳ．自己の再評価：不健康な行動を続ける，あるいは，健康行動をとるという2つの自己についてのイメージを描き，両者を感情と認知の両面から自分にどのような影響（メリット，デメリット）を及ぼすのかを見直すこと
　　ⅹ．社会的解放：健康的な生活を送ることに影響する，自分の周りの環境や社会の変化を知ること
　　2 行動に関するもの
　　ⅴ．自己の解放（コミットメント, p.42）：行動変容することを選択し，決意を誓ったり，周囲に決意を宣言したりする等，不健康な行動を変容できると信じること。ある心情に基づいて行動できること
　　ⅵ．行動置換（p.39）：不健康な行動の代わりになる健康的な行動を学習すること

vii. 援助関係の利用：健康行動へのソーシャルサポート（p.18）を求めて活用することこと

　viii. 強化マネジメント：行動変容やその維持のための報酬などの外的ならびに自己強化（p.16）

　ix. 刺激の統制（p.38）：不健康な行動を引き起こすきっかけ（刺激）を除き，健康な行動を促進するきっかけ（刺激）を増やすこと

③　自己効力感（セルフ・エフィカシー）

　自己効力感（self-efficacy：セルフ・エフィカシー）は，後述（p.17）のように，ある特定の行動遂行に対する自信感（見込み感）のことで，バンデューラが提唱する社会的認知理論の中心的概念として，人の行動変容を予測する際，きわめて重要な概念である。TTM の中では，特に，行動を妨げる障害要因の克服に対する自己効力感について扱われることが多い。例えば，「天気の悪い日や，多忙なとき，仕事で疲れているときに，自分がどの程度，健康行動を行えると感じているか」に焦点をあてる。これまでの研究で，自己効力感が高まることで，変容ステージの後期への移行が見込めることが報告されている。

④　意思決定バランス（p.41）

　ジャニスとマン（Janis IL & Mann L）による意思決定理論の主要な概念であり，行動の意思決定に関与する行動の恩恵（メリット）と，負担（デメリット）の知覚のバランスをさす。人は，行動を起こすことのメリットとデメリットを天秤にかけて，メリットのほうが大きいと判断した際に行動を起こすと考えられ，変容ステージとの関係をみても，後期のステージほどメリットの知覚が強く，デメリットの知覚が低い。これまでに「無関心期」の対象者を後期ステージに移行させるための手続きとしては，まずは，恩恵（メリット）の知覚を強化させることにより，無関心期から関心期に移行させ，その後に，負担（デメリット）の知覚を減少させることが効率的であることが明らかにされている。

2）トランスセオレティカルモデルの活用

　TTM の４つの構成要素についてそれぞれ説明したが，このモデルの活用としては，まず，学習者が望ましい行動への変容に対する準備性（レディネス）を表す「変容ステージ」のどの段階にいるのかを判定する。具体的には，その行動に対して，「6か月以内に行動を変えようと思っているか否か」，「1か月以内に変えようと思っているか否か」，「行動を変えて6か月以内か以上か」のいずれの段階に属するかを判定し，段階に応じた働きかけを行う。大きく分けると，準備期（1か月以内に行動変容に向けた行動を起こす意思がある時期）以前には，考え（認知）面に働きかけ，準備期以降は行動面に働きかけることになる。

　変容ステージをより後期のステージに移行させるため，すなわち，目標行動を習慣化させるために，残りの3つの構成要素を操作・活用すると考えると理解しやすい。

■ (3) 計画的行動理論

1）合理的行動理論，計画的行動理論とは

　計画的行動理論（行動意思理論）は，アイゼンとフィッシュバイン（Ajzen I & Fishbein M）の合理的行動理論（theory of reasoned action）を，アイゼンがさらに発展させて完成させた。合理的行動理論，計画的行動理論の各要素とその関係を図2-5 に示した。

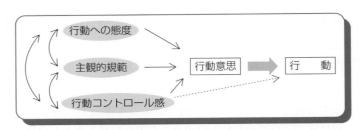

図2-5　合理的行動理論，計画的行動理論
（出典　Ajzen I：Attitudes, Personality, and Behavior, 1988）

　人がある行動をとるためには，近い将来その行動をしようと思う，やる気「行動意思」が必要である。この「行動意思」に影響する要素として，ターゲットの行動に対する「行動への態度」とその行動に対する「主観的規範」から影響を受けるというものが，合理的行動理論である。この合理的行動理論に「行動コントロール感」を付加し，拡大したものが，計画的行動理論である。

　したがって，行動意思理論を活用する場合，対象者への働きかけの枠組みは，次の3つの要素がポイントである。

　　① 行動への態度　　行動に対してポジティブな気持ちをもつこと，行動することによりある結果を導くと強く感じること，さらに，この結果に価値があると感じることが重要である。

　　② 主観的規範　　行動することへの社会的関係の要素である。本人が信頼する他者が，本人が行動したほうがよいと思っていると感じること，その期待に応えようとする気持ちをもつことが，行動しようという「意思」につながると考えられる。

　　③ 行動コントロール感　　本人がその行動を簡単だと思うこと，行動に必要な技術や資源をもっていると認識でき，それによってその行動の実行が容易になると感じられることである。

2）合理的行動理論，計画的行動理論の活用

　学習者の行動変容に対して，次のように支援していく。

　　① 行動への態度　　本人にとって目標とする結果を得ることが重要であると思えるよう，情報の提供等の働きかけを行う。さらに，対象者と類似の事例を基に，

望ましい行動を行うことによって目標とする結果を得ることができたデータ等を示し，この行動が目標となる結果を導くと強くイメージさせる。

② **主観的規範**　望ましい行動をとることによって，目標とする結果を得てほしいと考えているであろう，身近で重要な人々をイメージさせる。その人に協力を得ることも効果的である。

③ **行動コントロール感**　本人が望ましい行動をするにあたり，何が困難であると考えているかを話し合う。その解決策を考えるうえで，望ましい行動をするために必要な資源や技術があるかを考え，積極的に活用する働きかけも有効となる。

個人間レベルの行動変容理論

■（1）社会的学習理論，社会的認知理論

1）社会的学習理論

　1971 年に米国の心理学者バンデューラ（Bandura A）が提唱した「社会的学習理論（social learning theory）」がある。この理論の原点は，観察学習である。

①　観察・模倣学習（モデリング）

　社会的学習理論が提唱されるまで，行動は本人の直接経験（体験）によって学習されると考えられており，レスポンデント条件づけ・オペラント条件づけによる行動の変容（学習）も，直接経験によるものであった。しかし，体験しなくても，観察をとおして新しい行動を学習していくことができる。バンデューラは，モデルの女性が人形をたたいて褒められるビデオと叱られるビデオを，別々の子どもたちに見せたところ，褒められたビデオを見た子どもたちは，叱られたビデオを見た子どもたちよりも人形をより多くたたくということを実証した。これがモデリング（modeling：観察・模倣学習）で，学習者は，他者（モデル）の行動を観察中に，自らが経験しなくても新しい行動を取り入れ，行動の修正を行うようになることが明らかになった。

　私たちの日常生活においても，他人の行動を見たり，本を読んだり，テレビを見たりすることで，いろいろなことを学んでいる。例えば，「雑誌のモデルのファッションをまねる」，「ドラマの主人公の喫煙シーンに影響を受ける」といったことがあげられる。栄養教育の場合，実習の前に手本を示す（デモンストレーション），ロールプレイで他人の演技を見せる等がこれにあたる。

　このように，モデルとなる他者の行動を観察して，どのような結果が起こるのかを学習し，自らの行動を築き上げる，つまり，社会的行動が発生するようになる。特に，大切な人，好きな人，性・年齢や立場等，自分との共通点が多い人の行動は，モデリングの効果が高まる。さらに，モデリングの後に直接体験させると，いっそう効果が高まる。例えば，フット・ケア，血圧の自己測定，ストレッチング等は，観察後に実習をさせると効果的である。

② 強　　化

　モデリングが成立するための要件として，モデルの行動のある特定の面に注意して正確に知覚する「注意過程」と，学習後，そのモデルがいなくても同様の行動ができるように記憶する「保持過程」，モデルの行動と自分の行動にずれが生じた場合にそれを修正する「運動再生過程」，モデリングした行動が強化されれば継続され，弱化（罰）を受けた場合は減少する「動機づけ過程」の4つの過程がある。

　例えば，ラジオ体操では代表の生徒（モデル）の腕の動かし方に注意し（注意過程），次にその動かし方を覚える（保持過程）。その動きを自分でもやってみる（運動再生過程）。このとき，学習されたことがすべて遂行されるわけではなく，遂行されるか否かは強化の程度による。すなわち，褒められればうまくいく（動機づけ過程）。

　ここで重要なことは，他者の行動を観察することが自分の行動変容につながるが，実際に強化や弱化（罰）を受けなくても，イメージによる強化でも効果がある点である。イメージによる強化の形態には，次の3つがある。

　　1 外的強化（external reinforcement）　　オペラント条件づけの強化と同じ。ただし，満足をもたらす刺激としての報酬については，期待（予期）のみでも強化が成立するのが社会的学習理論の特徴である。

　　2 代理強化（vicarious reinforcement）　　他者が賞・罰を受けるのを観察する。被観察者の報酬（外的強化）が強化の役目を果たす。

　　3 自己強化（self-reinforcement）　　ある基準に自分の行動が達したとき，自分の楽しみや快適な活動などを強化子にして，自分で自分にコントロールできる報酬を与える（褒める）こと。「100点をとったら，旅行に行く」，「決まった時間にラジオ体操をしたらシールを貼り，このシールが10個貯まったら自分の好きな洋服を買う」等，自分で取り決めをすることがポイントである。

2) 社会的認知理論

　バンデューラは社会的学習理論について，人の行動は外界から受ける刺激だけでなく，人の社会行動を理解する包括的な理論であるとして，学習者本人の認知的要因，すなわち，思考，記憶，想像，判断等を重視し，これらの「認知」を直接変えることで問題を解決しようとする方法を特に重視するようになり，1986年に「社会的認知理論（social cognitive theory）」に発展させた。この社会的認知理論は，「観察学習」，「強化」のほかに，「相互決定主義」，「自己効力感」，「自己制御調整機能」等，多くの概念を含んでいる。このような人の学習行動や認知行動の理論概念を，健康に関する科学領域に用いた研究が進み，現在の健康・栄養教育に多く応用されている。

　後述する行動変容技法（p.38）のうち，ロールプレイ等をとおして社会的スキルを身につける社会技術訓練（ソーシャルスキルトレーニング），認知再構成法，再発防止訓練等の技法がこの理論に基づいている。また，セルフモニタリング（p.43）は自己制御調整機能を応用した技法である。

① 相互決定主義

　相互決定主義では，人は「行動そのもの」，「行動を起こす個人的要因（個人の知識や態度）」，「環境要因」の3つの相互関係から，行動を学習していく過程と考えられ，3つの要因のどれから介入してもよいと考えられている。つまり，個人的要因への介入が難しい場合は，環境要因を含めて検討するとよい。

② 自己効力感（セルフ・エフィカシー）

　人が他者の行動を見たり聞いたりするだけでも行動を学習する過程において，人が行動を実行するのは，バンデューラの自己効力感（セルフ・エフィカシー）という概念（1997）が関係しているためであると考えられている（図2-6）。

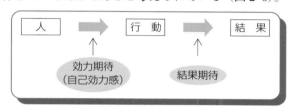

図2-6　自己効力感と結果期待の関係

☐1 行動変容に対する信念　ある行動を行う自分の能力に対する信念には，2つの要素がある。

　　　ⅰ）結果期待（結果予期）　「ある行動をとれば，確実に成果を上げることができる」という見通し。

　　　　例　①夜食をやめることで，体重を減らすことができる。
　　　　　　②毎日2時間勉強すれば，国家試験に合格できる。
　　　　　　③野菜をもう一皿増やせば，糖尿病の合併症を予防できる。

　　　ⅱ）効力期待（効力予期）　「自分は，その行動をとることができる」という自信度。

　　　　例　①自分は，夜食をやめることができる。
　　　　　　②自分は，毎日2時間，勉強することができる。
　　　　　　③自分は，野菜をもう一皿増やすことができる。

　　結果期待と効力期待の組み合わせによって，行動が規定される（バンデューラ説，1985）。結果期待，効力期待の両方が高いと，その行動は実行されやすい。特に，バンデューラは効力期待が重要であるとしている。結果期待が十分に強くても効力期待が弱い場合，自己効力感は低く行動は起こりにくい。すなわち，「間食をやめれば，体重を減らせる」と思っていても，間食をやめることの負担感が大きい，もしくは，我慢する自信がなくて，実行の見通しがもてなければ，その行動を起こす可能性は低くなる。そこで，効力期待を自己効力とよんでいる。多くの場合，適切な保健行動の継続が困難なのは，自己効力感が低下しているからである。この自己効力感は，健康的な行動への変容を高めるための重要な

能力とされている。行動変容支援においては，自己効力感に効果的に働きかけることが重要な鍵といえる。

2 **効力期待を高める4つの方法**　バンデューラは，効力期待を高める方法として，4つのプロセスをあげている。

①自らの行動をコントロールすることによる目標の達成体験（成功体験）

②他者の行動を観察して，自らの効力期待を高める（代理的体験）

③自己強化や他者からの説得的な暗示（言語的説得）

④情動や生理的変化を体験すること（情動的喚起，生理的喚起）

　このうち，もっとも強力なのは，①の成功体験を得ることである。そのためには，スキナーが提唱したプログラム学習の原理のひとつで，一段一段階段をのぼるように段階的に目標設定していく「スモールステップ法」を用いるとよい。無理な目標設定をするとストレスを強めてやり遂げられず，自己嫌悪感や無力感を引き起こしてしまうため，逆効果である。小さな目標でも本人が実行できるものにして社会的強化子（賞賛）などを対提示（同時に提示）して，自信を強めながら進めていくようにする。逆に，③の言語的説得によって高められた効力期待は，すぐに弱められやすい。

3）社会的学習理論・社会的認知理論から派生した理論・モデル

　代表的なものに，「ヘルスビリーフモデル（保健信念モデル）」や「トランスセオレティカルモデル」がある。

■ (2) ソーシャルサポート

　人がもっている社会的関係網（社会と個人との関係の中における個人を取りまく人の網の目）の集まりのことを，ソーシャルネットワークという。ソーシャルネットワークの中での相互作用が，人々に対して支援するような性質をもつと認められたものを，ソーシャルサポートという（Andrews G, *et al.*, 1978, Schaefer C, *et al.*, 1981）。

　ソーシャルネットワークが対人関係のシステム，例えば，食生活研究会のメンバーであることをさすのに対して，ソーシャルサポートは，対人関係の機能，研究会での新しい情報のやりとりや具体的な手段に対する手助けをさす。

1）ソーシャルサポートの種類

　ソーシャルサポートは，健康に及ぼすストレス等の悪影響を減少させる心理社会的な保護要因（直接），あるいは，緩衝要因である。すなわち，親密な人間関係の結びつきが，ストレスのレベルに関係なく人の健康を増進したり，ストレス因子（ストレッサー）の悪影響を緩衝したりすることで，健康に望ましい影響を与えるというものである。

　ハウス（House JS, 1981）は，これらのソーシャルサポートをその機能に注目して，情緒的サポートを狭義の情緒的サポートと評価的サポートに，手段的サポートを道具的サポートと情報的サポートに分け，4つに分類した。

① 情緒的サポート

・狭義の情緒的サポート：共感する，愛する，尊重する，励ます，気を配るといったことで，相手を情緒的，精神的に支えることである。悲しいことやつらいことがあったとき，あれこれとアドバイスをするのではなく，まずじっくりと話を聴いてあげるのは，情緒的サポートといえる。

・評価的サポート：個人の仕事や業績に適切な評価を与えたり，肯定的なフィードバックをしたり，他者と比較してより高い評価をしてくれることをさす。その結果，相手はやはり，尊重されている，励まされていると感じる。

② 手段的サポート

・道具的サポート：仕事を手伝ったり，お金を貸したりして，問題を解決するために「直接的，実際的に」手助けをすることである。

・情報的サポート：問題を解決するために，必要な情報や知識を与えたり，アドバイスをすることである。

2）ソーシャルサポートの活用

　人は，このような情緒的・手段的サポートのネットワークが満足できるものとしてそなわっているかどうかにより，さまざまな問題への対処の仕方が大きく変わる。自分で対処できない問題があり，それが不安・憂うつ・下痢等というストレス反応（症状）を呈するような場合でも，ソーシャルサポートが満足し得るほど十分あると感じ，自分にはそれを活用できる能力があると思っていれば，症状は軽減したり，解消したり，ストレス源自体の発生を抑制したりする。

　現在のようなストレスの高い社会においては，ストレッサーにさらされることを少なくするよりも，ソーシャルサポートを改善し，強化することのほうがより実際的である。また，生活習慣病などのセルフケア行動を促す効果等から，栄養教育を行ううえで重要な理論である。興味深いことに，実際のサポートが得られなくても，例えば，「私には困ったときには，○○さんがいるわ」という期待量が，治療効果や QOLによい影響を及ぼす。

大集団や地域レベルの行動変容理論

（1）コミュニティ・オーガニゼーション（地域組織化活動）

　コミュニティ・オーガニゼーション（community organization）は，コミュニティ（地域や組織）の中で，住民や関係者が共通する課題を認識し，ともにその解決や改善に取り組む主体的な組織活動のことをいう。19世紀後半の米国で，移民や貧困層の移住問題に取り組むソーシャルワークの分野で用いられ，社会的正義や社会的不平等にかかわる問題に対しローカルレベルにおける政策変化を促しながら，地域住民を組織化し，集合的なアクションによりその解決を図っていく社会変革そのものをさし，強調された概念である。できあがった組織のことではなく，住民参加をとおして

課題解決に向けて地域が組織化されていく過程のことを示している。

　その過程は，まず場に参加し，課題への気づきを得る。コミュニティのメンバーが場に参加することで，リーダーシップや知識を獲得し，社会的ネットワークや資源にアクセスし，エンパワメント（p.50）されていく。この過程の中で問題の根源的な重大原因を批判的に自覚し，政策や法規，組織に目が向けられるようになり，地域資源や潜在能力を増大させて社会環境整備へと向かうようになる。さらに，具体的な問題解決のために実行可能な目標を設定し，みんなで一緒に活動する。その結果，共通課題の解決という活動の成果を体験することで，仲間であるという連帯感や共同性，自分たち自身の活動であるという自発性等が高まり，次の主体的活動へと発展していくと考えられている。

　管理栄養士は，健康的なコミュニティづくりのために新しい組織をコーディネートする場合，例えば，既存の健康づくり推進員や食生活改善推進員等の行政事業協力型保健ボランティアと連携し，コミュニティがより活性化するように努めたい。

▌（2）イノベーション普及理論

　イノベーション（innovation）とは，新しい技術，アイディア，商品，社会的行動，プログラム等，いわゆる「新しいもの」を意味する。イノベーションが，組織，コミュニティ，ひとつの社会からほかの社会にどのように普及し，社会全体を変えていくのか，その過程を理解して普及させる戦略を示した理論がイノベーション普及理論（ロジャース（Rogers EM）の diffusion theory）である。要素は，イノベーション（変容させたい食行動 等），コミュニケーション・チャネル（伝達方法），時間の経過（採用され普及する経過），社会システム（コミュニティ成員）である。

　イノベーションを受け入れて採用する人の集団を，採用する時期が早い順に5つのカテゴリーに分類すると，①革新者（イノベーター：2.5%），②初期採用者（アーリーアダプター：13.5%），③前期追随者（アーリーマジョリティ：34.0%），④後期追随者（レイトマジョリティ：34.0%），⑤遅滞者（ラガード：16.0%）となる（図2-7）。これら5つのタイプの割合は釣鐘型分布で表され，商品普及の累積度数分布曲線であるS字カーブと比較すると，「革新者」と「初期採用者」の割合を足した16%のラインが，S字カーブが急激に上昇するラインとほぼ一致することから，オピニオンリーダーともよばれ，他者への影響力が大きい「初期採用者」への普及が商品普及のポイントとされる（普及率16%の論理）。冒険的でイノベーションを進んで採用する「革新者」や，地域に根差したオピニオンリーダーとなってイノベーションを上手に思慮深く採用して周囲へ大きな影響力を発揮する「初期採用者」を見極め，アプローチすることで，イノベーションが一気に広まって普及可能となるため，特に初期活動において重要である。

　一方で，米国のマーケティング・コンサルタントのジェフリー・ムーア（Geoffrey AM）は，著書『Crossing the Chasm』において，新しもの好きの「革新者」と「初

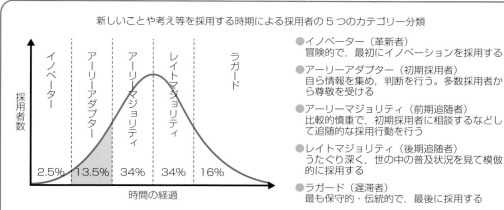

新しいことや考え等を採用する時期による採用者の5つのカテゴリー分類

●イノベーター（革新者）
　冒険的で，最初にイノベーションを採用する
●アーリーアダプター（初期採用者）
　自ら情報を集め，判断を行う。多数採用者から尊敬を受ける
●アーリーマジョリティ（前期追随者）
　比較的慎重で，初期採用者に相談するなどして追随的な採用行動を行う
●レイトマジョリティ（後期追随者）
　うたぐり深く，世の中の普及状況を見て模倣的に採用する
●ラガード（遅滞者）
　最も保守的・伝統的で，最後に採用する

ロジャースの普及理論ではイノベーターとアーリーアダプターを合わせた層に普及した段階（普及率16%を超えた段階）で，イノベーションは急激に普及・拡大するとしている。そのためこの層は，「オピニオンリーダー」，「インフルエンサー（影響者）」，「マーケットメーカー」ともいわれ，マーケティング研究やコミュニケーション論において重視されてきた。

図2-7　ロジャースの採用者分布曲線

（出典　中村丁次，外山健二，笠原賀子編：管理栄養士講座栄養教育論第3版，建帛社，2020，用語一部改変）

表2-2　イノベーション普及に影響する要因

影響要因	定　義	新しい食育教材を普及させる場合の例
相対的優位性	既存のものより優れていると知覚される度合い	・類似教材より安価である。
適合性（両立可能性）	既存の価値観や過去の体験，ニーズと一致する度合い	・これまでの指導案の中で使用できる。 ・他の教材と組み合わせられる。
複雑性（わかりやすさ）	理解したり使用したりするのが相対的に困難である，複雑であると知覚される度合い	・使い方がわかりやすく，セット内の食材で献立例が簡単につくれる。
試行可能性	採用前に試すことができる，小規模でも体験できる度合い	・書店や学会・研修会等で手に取ってみられる。 ・一部でも試供品として試せる。
観察可能性（可観測性）	採用した結果がほかの人たちの目にふれる度合い	・使用者の例をHPやSNSで公開する。

期採用者」で構成される初期市場と，慎重派である「前期追随者」や「後期追随者」によって構成されるメインストリーム市場間に，容易には越えがたい「キャズム（深いミゾ）」があるとし，これを越えなければイノベーションは一般化・普及化しないと唱えた。このことは，ロジャースの理論を否定するものではなく，「前期追随者」層を巻き込むための事例をつくることの重要性を示唆している。

　さらに，ロジャースは，イノベーション普及に影響する要因として表2-2に示す5つをあげている。例えば，栄養教育の新しい方法や教材を社会に広めようとする場合，この理論・モデルを活用すると，「新たな方法や教材が従来のものより，より効

果的だと感じられ，学習者のニーズにかない，実行可能性が高く，気軽に試してみることができ，他者の目にとまりやすく，模倣しやすいこと」等が，栄養教育戦略を考えるうえで重要ということになる。

▌（3）ヘルスリテラシー

1）ヘルスリテラシーの定義

　ヘルスリテラシーは，WHO（世界保健機関）によって1998年に「健康を高めたり，維持したりするのに必要な情報にアクセスし，その情報を理解・利用するための，個人の意欲や能力を決定する，認知・社会的なスキル」と定義された。ヘルスプロモーションを進めるうえで重要な概念と位置づけられ発展・深化してきた。

　2012年にはソレンセン（Sørensen K）らによって，ヘルスリテラシーに関するシステマティックレビューが報告され，12の概念と17種類の定義があげられた。これらを包括して「健康情報を獲得し，理解し，評価し，活用するための知識，意欲，能力であり，それによって，日常生活におけるヘルスケア，疾病予防，ヘルスプロモーションについて判断したり，意思決定をしたりして，生涯を通じて生活の質を維持・向上させることができるもの」と定義された。

2）ヘルスリテラシーの包括的モデル

①　ヘルスリテラシーの枠組みとコンピテンシー

　ソレンセンのシステマティックレビューでは，ヘルスリテラシーの枠組みも提案され，「ヘルスケア：病気や症状があるとき，医療の利用場面 等」，「疾病予防：予防接種や検診受診，疾病予防行動 等」，「ヘルスプロモーション：生活環境を評価したり，健康のための活動に参加したりする 等」の3つの領域の健康情報に及ぶとされた。この枠組みにおいてヘルスリテラシーは，次の4つのコンピテンシー（能力）としてまとめられた。

　　①アクセス／獲得：健康情報を探索し，入手する能力
　　②理解：アクセスされた健康情報を理解する能力
　　③判断／評価：アクセスされた健康情報を解釈しフィルタリングし，判断・評価する能力
　　④適用／活用：情報を伝達して使用して，健康を維持し，改善する決定を下す能力

②　ヘルスリテラシーの段階

　ところで，ヘルスリテラシーをヘルスプロモーションのアウトカムとした場合，定義とともに測定可能であることも重要となる。ナットビーム（Nutbeam D）は，ヘルスリテラシーを以下の3つの段階に分類し，基本的なものから高度なものまで分けるとともに，対象が個人か集団かによっても区別している。

　　1 段階1：機能的ヘルスリテラシー（基本的レベル）　　日常生活における読み書き能力を基にした，健康や栄養に関する情報を理解する力。

② 段階2：伝達的／相互作用的ヘルスリテラシー（段階1よりも発展したレベル）
健康や栄養に関する情報を自分で探したり，他人に伝達したり，自分で適用しようとする力。多様なコミュニケーションによって情報の入手や理解を果たすため，他人とうまくかかわるためのソーシャルスキルをそなえていることを含む。ソーシャルサポート（p.18）が得られる環境において発揮できる個人の能力であり，健康に関する情報に関心があり，「自分でそうしたいと思ったときに，それができる」ことが重要となる。多くの場合，集団のためではなく個人のための能力である。

③ 段階3：批判的ヘルスリテラシー（高度なレベル）　健康や医療に関する情報をうのみにせず，批判的な視点も含めて分析し，主体的に活用できる力。その情報を日常的な出来事や状況をコントロールする際に利用し，健康を規定する社会経済的な要因について知ったうえで，社会的または政治的な活動ができる能力。

3）ヘルスリテラシーが「不十分」であることがもたらす健康影響

　ヘルスリテラシーが「不十分」であると，疾病に対する理解が低く，知識が乏しいため，投薬指示の誤解や飲み間違いが多い，栄養表示が理解できない，予防的サービス（検診，予防接種 等）を利用せずに救急サービスの利用が多い，入院率が高いことが指摘されている。また，慢性疾患（糖尿病，高血圧，ぜんそく，ヒト免疫不全ウイルス（HIV）／後天性免疫不全症候群（AIDS）等）の管理が悪い，健康状態の自己評価が低い，死亡率が高いこと等，多数の健康への負の影響が報告されている（Nielsen-Bohlman L, *et al.*；2004，Berkman ND, *et al.*；2011）。

　管理栄養士は，ヘルスリテラシーを高める支援として，ゆっくり時間をかける，わかりやすい言葉を用いる，絵を見せたり描いたりする，1回の情報量を制限する，質問しても恥ずかしくない環境をつくる等，工夫する。

　さらに，ヘルスリテラシーが低い人は医療費が高く，医療サービスを非効率的に利用していることが多い。また，慢性疾患の増加による，収入の喪失やQOL低下といった間接的な損失も看過できない。健康に関する知識や情報へのアクセスが悪い，あるいは入手できたとしてもそれを意思決定に反映させて健康行動をとれない等，必要な環境が整備されていないことは問題であり，健康格差の一因となり得る。

③ 栄養カウンセリング

　19世紀末，米国ボストンで職業指導を中心とするカウンセリング（counseling）が行われるようになったが，当時の指示的な手法に異論を唱えたのが，米国の臨床心理学者であるロジャース（Rogers CR）である。それ以降，ロジャースらを中心に来談者中心カウンセリング（client-centered counseling）が長く台頭し，戦後日本にも導入された。これと並行して精神分析的カウンセリングが登場し，行動療法の誕生へとつながった。これらは併存しながら発展し，（認知）行動療法，（認知）行動カウンセリングが体系化されていった。

　栄養カウンセリングは，（認知）行動療法，（認知）行動カウンセリングの技法を駆使して，食や栄養に関する栄養教育対象者（以降，クライエント）の問題を解決する栄養教育のひとつの手法である。それぞれを体系的に理解したうえで，栄養教育に上手に展開・利用したい。

（1）行動カウンセリング

　カウンセリングは，ラテン語の原義では「相談」という意味で，相談者（クライエント）の問題・悩み等に対し，専門的な知識や技術を用いて行われる相談援助であり，行動カウンセリング（behavioral counseling）は，行動療法を基盤としたカウンセリングのことである。心理療法のように過去や無意識を掘り下げるのではなく，クライエントの抱えている問題について行動レベルで対処する。その際，もつれたチェーンをほぐすように，行動変容が起きやすいところを見つけ出してアプローチしようとするものである。加えて，ものごとの捉え方など「認知」の変容を促すという視点によって，（認知）行動カウンセリングの幅が拡大した。

　栄養カウンセリングにおいても，カウンセリング・マインド（相手の話を傾聴しつつ，相手の気持ちや感情を受け止めて共感していく姿勢・心構え・態度）を発揮しながら，クライエントの意思決定を支援することが重要である。

（2）カウンセリングの基礎的姿勢と主な技法

1）信頼関係（ラポール）の形成

　カウンセリングをうまく行うためには，まず，カウンセラーとクライエントの間に親密さ，信頼関係（ラポール）を形成することが望まれる。例えば，相手の話す速さにあわせる等，いわゆる息遣いをあわせるペーシング（pacing）や，鏡に映したようにクライエントと同じ姿勢や手の動作，足の組み方をする等，相手の動きや行動をまねるミラーリング（mirroring）を用いて，ラポールを強化する。

　よく似た用語にマッチング（matching）があるが，マッチングというのは，相手の姿勢や表情等をそのとおりにまねるというより，少し後から似たような姿勢や表情

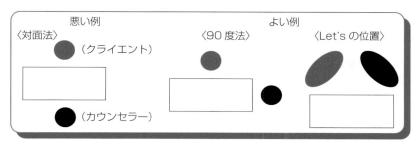

図2-8 カウンセリングにおける座る位置

をする等，クライエントに類似した行為をカウンセラーがすることである。クライエントが微笑んだらカウンセラーも微笑む，お茶を飲んだらカウンセラーも飲む，といったように相手の仕草にあわせることでラポールを強化できる。

2）カウンセリング時の位置

　　①座る位置　　机の角を挟んだ90度の位置は，対面に比べ目線を外すことができるので話しやすい。または，同じ机の同じ側に座り，椅子を少し内側に向けて八の字にした状態が好ましい（図2-8）。コーチングでは，この位置を「Let'sの位置」という。

　　②目線の高さ　　人は，高い目線から話されると威圧感を感じる。さらに，管理栄養士の白衣姿が萎縮させてしまうこともある。できる限り相手の目線に近づけるよう腰をかがめる，椅子に座る，しゃがんだりする等，相手に歩み寄る姿勢が大切である。

　　③距離（パーソナルスペース）　　人には，自分が安心していられる「パーソナルスペース」がある。この距離は，相手との親しさに応じて異なり，相手との距離を空けすぎてもコミュニケーションがとりにくい。一般にコミュニケーションに最適な距離は70～150 cmといわれている。

3）カウンセリングマインド

　カウンセリングマインドとは，クライエントを大切にする人間性尊重の精神をもち，クライエントと温かく信頼感に満ちた関係性を築くための姿勢や態度，心がまえのことである。「受容・共感・自己一致」を原則とするクライエント中心の栄養カウンセリングを展開するうえで重要であり，クライエントの悩みやニーズを聴き出すための姿勢・技術といえる。

4）カウンセリングの基本姿勢

　カウンセリングを行う際の基本姿勢として，「観察」，「傾聴」，「確認」，「共感」の4つがあげられる。カウンセリングは，これらの基本姿勢のもと，種々の技法を組み合わせながら，展開していく。

　①　観　　察

　クライエントの話はすべてが重要なのではなく，ポイントを見つけてそこに焦点を

あてながら聴く必要がある。そこで，「観察」をとおして話のポイントを探る。ポイントは，クライエントがわかってほしいと思っている部分，思い入れのある部分で，話の内容はもとより，話し方，言葉の強さ，言葉遣いといった準言語的表現や，表情，視線，姿勢など非言語的表現にも表れる。表2-3に示す4つのキーワードと4つのキーメッセージに着目した「観察」をとおして，クライエントの気持ちや感情を察するように話を聴くことが重要である。

② 傾　　聴

「傾聴」とは，クライエントの話を聴く際，自分の意見をいったり，評価をしたり，誘導したりすることなく，クライエントの気持ちや感情をあるがままに受け止め（受容し），心を込めて聴く聴き方のことをいう。

自分では傾聴しているつもりでも，別の用事や時間が気になったり，話の内容にこだわりをもったり，自分の価値観を押しつけたりしそうになること等，傾聴を妨げるものを「ブロッキング」という。ブロッキングの例として，好奇心，興味，自分の関心・感情・意見・解釈・追体験・思い込み・深読み・転移（過去に何らかの強い感情をもったことがある相手と似た人に対して，同じような気持ちをもつこと），誘導等がよく知られている。

栄養カウンセリングでは，クライエントの食行動変容を促すために，専門家としての意見を伝えなければならない場面もあるが，なるべく自身の心理ブロッキングを自覚し，クライエントの気持ちや考え方を受け止め，理解しながら伝えるように心がけたい。

③ 確　　認

栄養カウンセリングの際，クライエントの心のもち方を「確認」することは重要で

表2-3　カウンセリングにおける4つのキーワードと4つのキーメッセージ

言語的表現の観察法 （キーワード）		①気持ち用語	やっぱり一番大切だ，絶対すべきじゃない，難しい　等
		②感情用語	楽しい，不安，嬉しい，悔しい，残念だ，冗談じゃない　等
		③せりふ	そんなこともできないの，一緒にがんばりましょうよ　等
		④独特の言い回し	プロ意識のかけらもない　等
非言語的表現の観察法 （キーメッセージ）	外部観察法	①声，目，顔の表現の変化	声が震える・上ずる，視線をそらす，涙目になる，顔が赤くなる，しかめっ面になる　等
		②ジェスチャー	こぶしを握る，親指をたてる，ガッツポーズ，手を大きく動かしながら表現する　等
		③身体姿勢の変化	身を前に乗り出す（前かがみになる），腕組みをする，急にいすの背にもたれかかる（後ろかがみになる）　等
	内部観察法	④心にジーンとくる	相手の話の中で心に響いてくること，胸がうたれる

（出典　宗像恒次編：栄養指導と患者ケアの実践ヘルスカウンセリング，医歯薬出版，2001を一部改変）

ある。話の最中にクライエントのいいたいポイント（キーワード，キーメッセージの一致したところ）を捉えて，「〜なのですね」と，クライエントの言葉をそのまま，表情等も似せて「効果的な繰り返し」を行うようにする。

ペーシングで呼吸やジェスチャー，語調を自然にあわせて，自らが鏡になっているかのように振る舞う，いわゆるミラーリング効果を生み出し，クライエントは自分のことをわかってくれているという安心感や，クライエント自身の隠れた気持ちの「気づき」を促すことができる。または，クライエントが話したことを別の表現で「確認」することも，話の内容が整理されると同時に，別の視点からの気づきが得られる。

これらの「確認」をとおして，クライエントのいいたいことが明確化され，問題となっている行動とのつながりに気がつく。同時に，確認が適切に行えているかどうか，見極めることが重要である。例えば，話のポイントを的確に捉えて確認したときには，クライエントの表情やうなずきがいきいきとして，返事もはっきりと返される。反対に，「まぁ，だいたいは……」といったあいまいな答え，不自然な表情や無表情の場合には，「どこがどのように違うか」を聴きながら，相手の気持ちにマッチするいい方に修正する（仕立て直す）。このことを「テーラーリング」といい，「確認」の際の重要な技法である。こういったテーラーリングが不十分な場合，クライエントは違和感を覚えたまま，少しずつずれが生じて，栄養カウンセリングの展開が難しくなるので注意したい。

④ 共　　感

「共感」とは，「クライエントの体験をそのまま感じ取り，理解しようとする姿勢」をいう。クライエントの話の理論や筋道にとらわれずに，その背景にある気持ちをくみ取り，クライエントの立場になって自分自身の問題であるかのように感じ取ることである。共感されれば，人は安心感を抱くとともに，心を開くようになる。よく似た感情に「同情・同感」があるが，これらとの違いを表2-4にまとめる。

共感的理解を示すということは，クライエントの気持ちに感情移入することで，あたかも自分が感じている気持ちであるかのごとく感じ取ったら（共感したら），この感情をクライエントに伝えて「確認」し，クライエントの感情を明確化することである。

表2-4　共感と同情・同感の違い

同　情	相手の話を聴くときに，「かわいそう」とか「気の毒に，何とかしてあげたい」等という気持ちが起こること。これは話を聴いた「自分の気持ち」であり，相手の気持ちを理解したこととは少し違う。
同　感	クライエントの話を聴いて自分も同様の体験があったり，価値観が一致している場合に，「私も同じ」，「私もそう思う」等と感じること。「自分の気持ち」である。
共　感	状況をイメージして，その中に自分をおき，感情を移入することによって，できる限りクライエントの感情に近づき理解すること。同情や同感とは異なる。

（出典　下田妙子編：栄養教育論演習・実習，化学同人，2009を一部改変）

一方では，その感情に飲み込まれないようにすることも求められる。管理栄養士（カウンセラー）が，クライエントと同じように感じ，その感情に飲み込まれてしまうと，それは表2-4の「同情」であり，「共感的理解」とは異なる。「同情・同感」は話を聴いた自分の思いであり，これらはいわゆる「心理ブロッキング」である。仮に同感はできなくても，共感ができれば心は通じあえるので，クライエントは問題解決に向かうことができる。

> 〈コーチングとカウンセリングの違い〉
> 　コーチングとカウンセリングは，クライエントの悩みを傾聴し，現在，問題となっている行動に対して自らの気づきを促し，解決に向けた目標設定や，取り組みをクライエント自身が決定できるように支援し，経過観察する点では共通している。しかし，コーチングは，現在から未来に焦点をあてて目標達成に向かうのに対して，カウンセリングでは，最初に，過去にさかのぼって自身をふり返り，気持ちの整理をしてから，目標を設定する点が異なる。つまり，コーチングは，目標を設定できるような前向きの精神状態のクライエントを対象にする。

（3）認知行動療法

　行動療法（behavior therapy）は，学習理論（p.3），行動理論を基礎とする数多くの行動変容技法の総称で，1950年代に体系づけられた。しかし，1980年以降に健康の維持・増進の関連要因は，不安や怒りのような感情や思考，記憶（過去の体験），信念，対処可能性，ものごとの受け止め方，考え方等「認知」も大きく関連することから，これらの認知も行動のひとつとして捉え，直接働きかけることで問題を解決しようとする理論的枠組みが提示され，認知行動療法（cognitive-behavioral therapy；CBT）に発展した。

　このように認知行動療法は，目に見える動きを伴った「行動」にとどまらず，認知も含めた広義の「行動」を対象とした行動変容にかかわる働きかけである。環境や代謝等「外的な刺激状況」と，身体感覚や思考等の「内的な刺激状況」によって「行動」は引き起こされ，望ましい結果あるいは望ましくない結果に影響される。

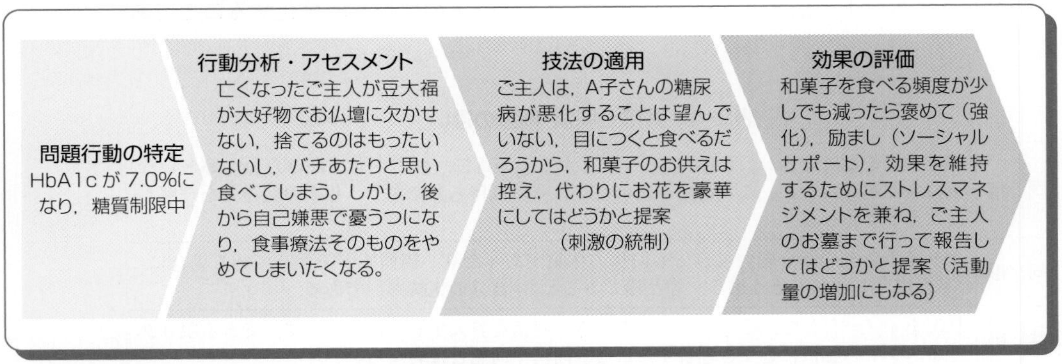

問題行動の特定	行動分析・アセスメント	技法の適用	効果の評価
HbA1cが7.0%になり，糖質制限中	亡くなったご主人が豆大福が大好物でお仏壇に欠かせない，捨てるのはもったいないし，バチあたりと思い食べてしまう。しかし，後から自己嫌悪で憂うつになり，食事療法そのものをやめてしまいたくなる。	ご主人は，A子さんの糖尿病が悪化することは望んでいない，目につくと食べるだろうから，和菓子のお供えは控え，代わりにお花を豪華にしてはどうかと提案（刺激の統制）	和菓子を食べる頻度が少しでも減ったら褒めて（強化），励まし（ソーシャルサポート），効果を維持するためにストレスマネジメントを兼ね，ご主人のお墓まで行って報告してはどうかと提案（活動量の増加にもなる）

図2-9　認知行動療法における問題解決プロセスの例

図2-9のケースで，「仏壇のお供えを捨てるのはバチあたりだ。おさがりを残さずいただくことは礼儀だ」というのは，別の認知をした場合，感情や行動は違ってくるかもしれない。同じ出来事でも人によって認知の仕方や感じ方が異なり，その先の行動も異なる。

人は認知の歪みによって生じるつらい感情や憂うつ感を生じる場合があり，これらを軽減するために，認知や行動の変容を促す方法論が認知行動療法である。認知行動療法は，次の4つのステップを踏んでクライエントの問題を解決するプロセスとされている。

①問題行動の特定：問題となる行動は何か，具体的に表現する。
②行動分析・アセスメント：行動と，周囲の条件や環境刺激との関係を考える。
③技法の適用：問題となる行動を変えるために効果的な技法を考える。
④効果の評価と維持：よい変化を褒めて（強化），励まし（ソーシャルサポート），さらに維持できるように支援する。

（4）動機づけ面接

1）動機づけ面接とは

人は，自分の行動や考えにおいて，「変わりたい，変わりたくない」という2つの相反する気持ちを同時にもつことがある。これを両価性（アンビバレンス：ambivalence）という。動機づけ面接（motivational interviewing；MI）は，この両価性に焦点をあてる。両価的な状態にあるクライエントに，「健康のためにこうあるべき」といった「正したい反射」を前面に打ち出した説得をすると，クライエントは不自由さを感じ，心理的抵抗感が生じる。これには「不協和」という管理栄養士等のカウンセラーに対する抵抗と，現状にとどまる根拠を述べる「維持トーク」という形に現れる気持ちの2通りがある。

感情を害し，心理的抵抗感が強いほど，クライエントは行動変容に向かわない。そこで，1989年に米国の心理学者のミラー（Miller WR）と英国のロルニック（Rollnick S）によって開発されたMIが有効となる。その手順は大きく2つの段階がある。

最初に，クライエントが語る会話をとおして，カウンセラーは「正したい反射」を抑え，「行動変容に伴う両価性」，すなわち「変わりたい，一方で，変わりたくない」というクライエントの気持ちや状況をていねいに引き出すようにする。次の段階で，標的とする望ましい行動に関する発言（自己動機づけ発言：チェンジトーク）を引き出し，強化することで，クライエント自らの気づきを促し，自発的な行動変容への準備性が高められる。さらに，カウンセラーからの情報提供において，次に解説するスキルを活用することで，クライエントの準備性にあわせた支援が可能となる。MIにおいて，クライエントの自律性を引き出して尊重するカウンセラーとクライエントの関係は常に協同的，共感的である。

MIは，クライエントの話を傾聴し，クライエントの感情や思いを肯定，共感，受

容する非指示的カウンセリングと比較すると，クライエント中心であることに変わりはないが，クライエントの目標設定を支援する志向的・ガイド的な面を含むため，栄養教育において活用しやすい。

2）動機づけ面接に求められるスキル

① OARS

動機づけ面接に求められるスキルとして，open question（開かれた質問），affirming（是認），reflecting（聞き返し），summarizing（要約）がある。それぞれの頭文字をとって，OARS（オールス）とよばれている。これらの4つのスキルを駆使して，クライエントの両価性を明確化し，カウンセラーの「正したい反射」を抑え，目標宣言（コミットメント）等によって変化に向かうチェンジトークを強化したい。

1 O（開かれた質問） 質問の仕方には，「開かれた質問（open question；OQ）」と「閉ざされた質問（closed question；CQ）」がある。「はい」「いいえ」で答える質問，「AとBでは，どちらが〜ですか」といった限定的な答えを求める質問をCQという。一方，「どうでしたか」，「いかがですか」等，考え方や感情について自由に答える質問をOQという。OQをされると，クライエントは自由に話す内容を選べるので，広範囲な発言ができる。CQは，事実や意見を明確にするためには有効で，クライエントとの回答の絞り込みや意思確認も可能となる。ただし頻繁に使用すると，カウンセラーから受容されていると実感できない。特に「初回面接」では情報収集に懸命になり，CQを多用する傾向になりやすいため注意したい。

2 A（是認） カウンセラーが，クライエントの強みや努力・資源を探索し，注目・承認する。これらは，敬意を表した発言（言葉）はもとより，ノンバーバル（非言語的）コミュニケーション（表情やうなずき，あいづち 等）による是認もきわめて重要である（図2-10，表2-5）。

3 R（聞き返し） 発言した言葉をクライエントに返すことである。クライエントの発話をそのままオウム返しに繰り返す，あるいは簡単ないい換えで返す単純なものから，クライエントの理解を深めるための複雑な聞き返しまである。例え

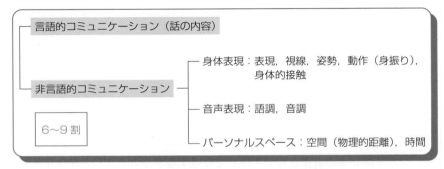

図2-10 コミュニケーションの分類

（出典 石井均編：栄養士のためのカウンセリング論，建帛社，図2-2，2002に，非言語的コミュニケーションの占める割合を加筆）

表2-5　非言語的表現のリスト

身体表現	1. 目の表情	にらむ，伏せる，見開く，涙ぐむ，まばたきが多い　等
	2. 視　線	視線をそらす，凝視する，ちらりちらりと見る　等
	3. 姿　勢	身をのり出す，うつむく，後ろに反らす，腕を組む，足を組む　等
	4. 表　情	無表情，ほほえむ，顔をしかめる，泣く　等
	5. 動　作	貧乏ゆすり，ハンカチやボタンをもてあそぶ，ため息をつく　等
	6. 自己刺激行動	爪をかむ，体をかく，髪をいじる，鼻や口をさわる　等
	7. 接　触	相手にさわる，握手する　等
	8. 皮　膚	赤面，顔面蒼白，発汗　等
音声表現	1. 語　調	明瞭，口ごもる，弱々しい，抑揚がない，声をひそめる，吃る　等
	2. 音　調	かん高い，低い，ハスキー　等
	3. 話し方	早口，ゆっくり話す　等
	4. 声の大きさ	大声，声が小さい　等

(出典　石井均編：栄養士のためのカウンセリング論，建帛社，2002)

ば，別の表現でいい換える「言葉の明確化」，語られていない内容・気持ちや，続いて語られそうな内容を推測しつけ加えて返すこと等である。また，クライエントの維持トークに対しては言葉を少し強めに，反対にチェンジトークは少し控えめな表現で返すようにする（クライエント自身の正したい反射を誘導する）。さらに，疑問文ではなく，肯定文で語尾を下げるようにすることがポイントである。

④ S（要約）　クライエントの話の段落，いくつかの段落あるいは１回ごとの面接の終わりには，「ポイントは○○○ということでよろしいですか？」と，発言をまとめて返すことである。要約は「集める：相互に関連する項目をまとめて聞き返す」，「つなげる：クライエントの今の話を以前の会話と連結する」，「移る：重要なことをまとめて次の新規なものにシフトする」の３つの機能をもつ。クライエントの話の趣旨を，状況だけでなく気持ちと関連づけて簡潔にまとめて伝え返すことで，クライエントは自分のいったことをふり返って見直すことができる。その結果，クライエント自身が，考えを系統立てて整理することができるようになり，問題点の抽出や解決に役立つ。チェンジトークを要約の後半にもってくることで，クライエントの気づきを促すことができる。

② EPE（情報提供）

elicit（引き出す），provide（提供する），elicit（引き出す）も，動機づけ面接の重要なスキルである。MIではクライエントから質問された場合のほか，「～についてお話ししてもいいですか？」とクライエントの承諾を得たうえで，OARSのスキルを活用して実施する。「今の話を聞いてどのように思いましたか？」と開かれた質問を行い，その返答に対しさらに是認や聞き返し等を行いながら，クライエントの行動変容に対する準備性が高まるように，情報提供をする。その際，クライエントの自律性を尊重し，選択権を保障することがもっとも重要である。

3）動機づけ面接のスピリット

OARS を駆使するための礎となる動機づけ面接法の精神は，PACE（ペース）といわれている。

- ・協働（partnership）：自分の価値観を押しつけず，ともに考えて課題を解決する。
- ・受容（acceptance）：クライエントの存在価値を大事にし，正確に理解するように努め，自律を支援し，是認する。
- ・思いやり・利他心（compassion）：クライエントの福利向上を優先する。
- ・引き出す・喚起（evocation）：クライエントの変わりたい気持ち，価値観，内発的動機を引き出す。

動機づけ面接はクライエントの内発的な動機をよび起こすことを目指しており，クライエント中心療法的な面とガイド的な面の双方が含まれている。クライエントの準備性によって使い分け可能な点を特徴とする。

4）動機づけ面接のプロセス

「engaging（かかわる：面接の動機を引き出し，面接の継続と展開をねらう）→ focusing（焦点化する：行動変容の目標を具体的に設定する）→ evoking（引き出す：行動変容の動機・言動を引き出す）→ planning（計画する：行動変容を計画する）」という 4 つのプロセスをたどる（図 2-11）。各プロセスを礎として次のステップに進んだり，逆戻りしたりする。全プロセスにおいて OARS を駆使してクライエントの発するチェンジトークを引き出し，内容をより具体化してチェンジトークの割合が増えるようにする。

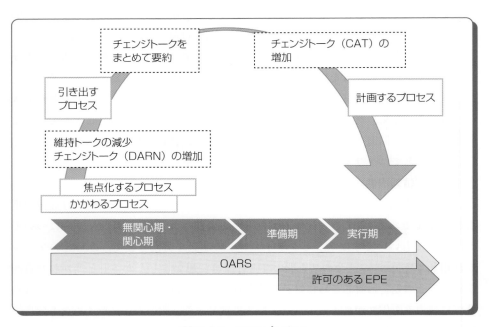

図2-11 MIのプロセス

表2-6　行動変容に対する準備段階と実行段階のチェンジトークの例

準備段階のDARN	例	実行段階のCAT	例
desire（願望）	外食を減らしたい	commitment（目標宣言）	自分でお弁当をつくります
ability（能力）	外食を減らすことができる	activation（活性化）	自分でお弁当をつくるつもりです
reasons（理由）	外食を減らしたら食費を節約できる	taking steps（段階を踏む）	お弁当箱を買いました
need（必要性）	外食を減らすべきと思う（理由なしで変化が必要という）		

表2-7　チェンジトークを引き出す方法と具体例

方　法	例
喚起的（回答がチェンジトークになる）質問	どのような事情で外食を減らしたいのですか？
尺度化の質問	外食を減らすことは10段階ではどのくらい重要ですか？ →クライエントの回答を受けて「0でないのはどうしてでしょうか？」、あるいは「○○にするにはどうしたらよいでしょうか？」
極端の利用（最悪または最高の結果を質問）	このままだと最悪，どうなりますか？ 最高にうまくいった場合，どうなると思いますか？
過去をふり返る質問	単身赴任をする前は，どんな食生活でしたか？
未来を展望する質問	もし，自炊を続けられたら，○○年後はどうなっていると思いますか？
価値やゴールを探る質問	自炊をしたいのは，何が重要だと思うからですか？
アセスメントのフィードバック	身体計測値，検査結果，クライエントの食事記録から算出した栄養価計算結果等を示して，「どのように感じられますか？」

チェンジトークは，行動変容に対する準備段階（DARN：ダーン）と実行段階（CAT：キャット）に大別される（表2-6）。TTM（p.10）の無関心期・関心期では維持トークが多くみられるので，維持トークが減少するように努め，チェンジトークをスモールステップ（小出し）に引き出し，それらを花束のようにまとめて要約し，準備期以降では，チェンジトークが増加するように会話を進め，面接の場がクライエントのコミットメント（目標宣言，p.42）による自己動機づけによって，今後の計画立案になるように心がける。チェンジトークを引き出す方法とその具体例を表2-7に示す。

（5）グループカウンセリング

個人カウンセリングは，クライエントの意識・態度・理解度等に応じた，きめこま

やかな対応が可能であるが，管理栄養士1人が対応できる人数には限界がある。一方，複数の対象者に行う集団教育は，多数の対象者に情報を提供する場面では有効であるが，一方的かつ画一的な情報提供になりがちである。

そこで，集団のもつ相互作用や力学（グループダイナミクス，p.49）を利用して，食行動上の問題解決に役立てることが可能となるグループカウンセリングが有効な場合も少なくない。ほかの参加メンバーと互いに観察しあい，悩みを分かちあい，情報を交換しあうことで，ほかのメンバーの自己理解を深めると同時に，相手の状況を自分におき換えて考えることで，自己の気づきも促進され，効果的である。

小集団における栄養教育の実際として，認知行動療法の技法のひとつでもある集団決定法（p.49）による問題解決技法の例をあげる。

例 「外食では，つい脂質を摂りすぎてしまう。どうしたらよいか？」という質問に対して，「外食時に脂質過多にならない工夫」や「外食で脂質を摂りすぎた後の工夫」について，参加者から可能な限り多くのアイデア・解決策を収集する。その後，それぞれのメリット・デメリットやコスト等を検討してもらう。必要に応じてファシリテーター*役の管理栄養士は，この段階で専門的なアドバイスをする。

このように，ブレインストーミング（p.85）を取り入れた方法により，質問者は多様な意見や工夫の中から自身に適した解決方法を選択することが可能となり，参加者側にとっても健康行動の動機づけやその行動に対する自己効力感の向上が期待できる。

*ファシリテーター：自身は集団討議に参加せず，中立的な立場で合意形成や相互理解に向けて深い議論がなされるよう調整する人。進行の役割も担う。

（6）カウンセリングの事例1：糖尿病患者への指導

【クライエントプロフィール】

田中さん，51歳，男性。以前から健康診断で肥満と高血糖を指摘されていたが，1か月前にようやく病院で受診し，2型糖尿病と診断された。もともと肥満体ではあったが，3年前から単身赴任生活となり，食生活が乱れ，15kg体重が増えた。最近は，アルコールを飲むことで仕事のストレスを晴らしている。先月，糖尿病と診断され，父親を糖尿病で亡くしているため，糖尿病の診断にショックを受けており，不安が大きい。初回の栄養指導から1か月が過ぎ，今日は食事記録をもって来室した。

（身体状況）

- ・身長 175 cm
- ・体重 108.5 kg
- ・BMI 35.4 kg/m²
- ・腹囲 118 cm
- ・空腹時血糖 120 mg/dL
- ・ヘモグロビンA1c 6.6%

クライエント（田中さん）	管理栄養士	カウンセリングの プロセスと技術
	田中さん，こんにちは。	
こんにちは。今日はすごい雨だね。家を出るのが億劫でしたよ。	雨の中ここまでいらっしゃるのは大変でしたよね。体調はいかがですか？	◆関係づくりのための準備　あいさつとねぎらいの言葉で敬意を表す
はい，糖尿病だから，いいとは言えないけど，特段悪くもないですね。	それは安心しました。ところで，前回お話しした食事の記録はお持ちですか？	
はい，これ。とても大変でしたよ。	食べたものを全部書き留めるのは，とても大変な作業でしたね。ありがとうございます。この1週間の食生活で，何か普段と違ったことはありましたか。	
糖尿病でも腹は減るからね。まあ，少し減らそうと思ったけど，別に変わらないよ。	少し減らそうと思った，というと？もう少し詳しく教えていただけますか？	◆維持トークとチェンジトーク　チェンジトークを確認する ◆開かれた質問　チェンジトークに焦点をあてて質問する
食欲には勝てないのだけど，病気が怖いからね，酒だけは少し控えてみたのだけど…。	糖尿病と診断されて不安は大きいですよね。 お酒の量は…毎日夕食時に缶ビールを1本ですね。お酒を減らした，ということについて，もう少し詳しく教えていただけますか？	◆受容　糖尿病に対する不安を受け止める ◆聞き返しと開かれた質問　少し控えたという表現を具体的に確認する
これをつける前は，普段は夕食時に缶ビールを3本飲んでいたんだよ。	缶ビールを3本から1本とは，ずいぶんと減らすことができましたね！すばらしいです。	◆是認　クライエントの努力を称賛する
でも本当は飲まないようにしたいんだ。	夕食時のビールを飲まずに，食事だけで済ませたいのですね。 ところで単身赴任前はお酒をどのくらい飲まれていましたか？	◆チェンジトーク（願望）　変えたい行動を具体的にする ◆過去をふり返る質問　過去をふり返り，さらにチェンジトークを引き出す
そうだな…こっちに来る前はほとんど毎日家族と一緒に夕飯を食べていたから，ビールは週末に飲む程度だったかな。	ご家族と過ごしていた頃は1週間に1～2回ビールを飲む程度だったのですね。	◆聞き返し　飲酒回数を明確にし，確認する

クライアント（鈴木さん）	管理栄養士	カウンセリングの プロセスと技術
うん，酒の量だけではなく，気づかないうちに酒の回数も増えていたんだな。		
	もし以前のようにアルコールを減らしたら，ご自身の体調はどうなると思いますか？	◆未来を展望する質問 理想の行動を実践した際の状況を想像させる
もしそうできたら，体重も，体調も戻るかもしれない。でも，夕飯のときに酒を飲まないなんて，今の自分には無理じゃないかな。		◆チェンジトークと維持トーク 変わりたいという気持ちを引き出す
	それでは，田中さんの体重や体調が単身赴任前のよい状態に戻るように，夕食時にアルコールをとらない方法として，私からいくつか提案してもよろしいでしょうか？	◆要約 チェンジトークをまとめる ◆情報提供 クライエントの承諾を得たうえで，情報提供をする
そんな方法が？…自分にもできるかな。でも専門家が教えてくれるんだから，できそうな気もするな。ぜひ教えてください。		◆チェンジトーク（能力）自分にもできそうだと意欲を引き出す
	はい，もちろんどの方法ならできそうか，田中さんに決めていただきますので，具体的な方法について一緒に考えましょう。	◆情報提供 自発的な行動変容への準備性を高める

▌（7）カウンセリングの事例2：患者の母親への指導

【クライエントプロフィール】

　鈴木さん，10歳の小学生女児の母親。夏休み前に小学校から呼び出され，娘が肥満児なので，夏休み中に一度病院を受診するようすすめられた。これまで，自分の子どもが肥満だとは認識していなかったため，食事は好きなものを好きなだけ食べさせていた。しかし，2か月ほど栄養指導を受けるうちに，少しずつ食事の内容に気をつけるようになり，女児の体重も3kgほど減量した。

　（患者の身体状況）

　　・身長 140 cm　　　・体重 42.0 kg　　　・肥満度 23.1%

クライアント（鈴木さん）	管理栄養士	カウンセリングの プロセスと技術
	鈴木さん，こんにちは。どうぞお入りください。	
こんにちは。よろしくお願いします。		
	まだ暑いですが，小学校はもう夏休みが終わりましたね。	
ようやく学校がはじまってホッとしていますよ。夏休みは毎日3度の食事をちゃんと用意しなければならなくて，本当に大変でした。		

娘に何を食べさせたら太らないのか，それを考えるとよくわからなくなって，もう嫌になります。	毎日３度の食事をちゃんと用意するのが大変だったのですね。食事の準備で何が大変ですか？	◆聞き返しと開かれた質問 食事の用意が大変だというクライエントの感情を繰り返し，具体的に何が大変なのか確認する
	太らない食事のことを考えると，よくわからなくて嫌になるのですね。	◆受容 「嫌になる」という感情を受け止める
だって先生，栄養って難しいじゃないですか。私は何も考えず，ただ好きなものだけ食べてきたから…。	栄養を考えて毎食用意することがとても負担なのですね。鈴木さんは，どんなところが特に難しいと感じますか？	◆聞き返しと開かれた質問 クライエントの感情をほかの言葉で表現し，さらに「難しい」という意味を確認する
主人も娘も中華料理が好きなので，以前はチャーハンや酢豚，春巻など，炒め物，揚げ物ばかりつくっていました。でも，これは脂質が多いからだめだと思って。	前回説明した脂質のことをよく理解されましたね。「以前は」ということは，最近は違うのでしょうか。	◆喚起的質問 最近の行動の変化について引き出す
違う，というほどではありませんが，油をあまり使わずに済むフライパンを買いました。あとは，揚げ物はつくらないようにしています。	脂質エネルギーを抑えつつ，ご家族の好きな料理をつくるために工夫されたのですね。それなら娘さんも食事の時間が楽しいままですね。	◆是認 前回の指導を踏まえて，調理法を工夫した努力を認める
まぁ，好きな物を出しておけば，喜んでいますけれど…。それが嬉しくて，たくさん食べさせちゃったのよね。	娘さんが笑顔でおいしいと食べてくれることが，鈴木さんにとって喜びだったのですね。それで，娘さんの食事量がついつい多くなって，体重が増えてしまったのですね。でも，子どもがたくさん食べるのは悪いことではありませんから，たくさん食べても太らない献立があれば，鈴木さんは安心しますね。どんな方法が考えられるでしょうか。	◆要約 子どもが食べすぎていた原因をふり返り，クライエントが望んでいることをまとめる
だから，油の量を減らしたのですが，ほかに考えられなくて…何かいい方法はあるでしょうか。	今回は油を控えたことで，グッと摂取エネルギーを抑えることができました。それに加えて，マヨネーズやバターなどの調味料をほかの物に変えることでも脂質を減らすことが可能です。ポテトサラダのマヨネーズの量を減らしてもおいしくつくれる方法をご存知ですか？	◆喚起的質問 情報提供前にクライエントの考えを引き出す ◆是認 工夫点に注目させる ◆情報提供 脂質を控える調味料の工夫や，調理方法や食材の選び方などを伝える

いいえ。ポテトサラダはマヨネーズをたっぷり使わないとおいしくないから，もうつくれないと思っていたのですが，そんな方法あるのですか？	ほかにもエネルギー過剰の原因に，炭水化物の摂りすぎも考えられます。ですから，炭水化物を控える代わりに野菜をたくさん食べることで，エネルギーを抑えることができますよ。	◆喚起　クライエントに「そんな方法あるのか」と興味をもたせ，「献立を考えること」に対する意欲を引き出す
栄養ってそんなに難しく考えなくても，材料を変えるだけでもいいのですね。それなら，私にもできそうな気がします！	では，今日はそのお話をしてもよろしいですか？　エネルギーを抑える方法はたくさんありますから，どの方法を取り入れるかは鈴木さんが決めてくださってよいですよ。そうすれば，今よりもっと料理が楽しくなるかもしれません。	◆情報提供　クライエントの行動変容の準備性を高める

4 行動技法と概念

　本節では，栄養カウンセリングを行う際に，対象者の食行動変容を促す技法として代表的なものを解説する。

（1）刺激統制法

　行動には，それが生じやすい場面やきっかけが存在する。刺激統制法（stimulus control）は，このような場面やきっかけを調べ，その先行刺激を操作することで，望ましくない行動を減らす，または望ましい行動を増やす方法で，レスポンデント学習理論（p.4）を応用した技法である。また，刺激に反応して行動するといったように行動に影響する環境を整備することも含まれる。

例
　・菓子は目につくところに置かない。
　・清涼飲料水を買い置きしない。
　・ワンサイズ小さな高級スーツを見えるところにかける。
　・おなかがすいているときに買い物に行かない。
　・テレビを観ながらものを食べる，いわゆる"ながら食い"をしない。
　・食べる時間や場所を決める。
　・週に1回，好きな物を食べてもよい曜日を決めておく。
　・よく食べる（飲む）人のそばに座らない。
　・トレーニングウェアを目につくところに置く。
　・活動的な友人とつきあう。
　・なかなか寝つけない人は，寝室にはテレビを置かず，寝るためだけの部屋

にする。

・灰皿を撤去する。

（2）反応妨害・拮抗法

反応妨害・拮抗法（response prevention）とは，ある刺激にさらされ衝動的な欲求が生じても，望ましくない行動を起こさせない（妨害する）方法のことをいう。不適切なレスポンデント条件づけを妨害することである。

ひとつに，一時的な衝動にすぐに反応（行動）しないで，あえて少しの間我慢する反応妨害がある。食行動は，多くの刺激によって誘引されやすく，習慣化しやすい。そのとき食べずにすむだけではなく，我慢することを繰り返すうちに衝動的な食欲が起こりにくくなる利点がある。もうひとつには，問題行動を誘引する刺激に反応しないように，その問題行動とは両立しない全く別の健康行動に「置き換える」ことで刺激に逆らう拮抗法がある。別の行動で気を紛らわすほうが，より衝動がおさまりやすいといえる。

> 例 〈反応妨害〉
> ・禁煙中の人が，タバコを吸いたいという衝動にかられたときに，「本当に吸いたいか？」自問し，数分間我慢する。
> ・ダイエット中の人が，甘い物が食べたいという衝動にかられたときに，すぐに行動せずに数分間我慢する。
> 〈拮抗法〉
> ・タバコを吸いたくなったら，氷を口に入れる。
> ・タバコを吸いたくなったら，歯を磨く。
> ・菓子を食べたくなったら，シャワーを浴びる。
> ・菓子を食べたくなったら，ジョギングをする。
> ・菓子を食べたくなったら，寝る。

（3）行動置換

行動置換（counter conditioning）とは，問題行動の代わりに別の健康的な考え方や行動に置き換えることである。認知行動療法では考え方も行動として捉えるので，「食べ物や飲み物（の選択）を置き換える」，「行動を置き換える」ことがあげられ，行動を変えることは前述の拮抗法に応用できる。

> 例 ・飲み物を置き換える。
> 　　清涼飲料水や酒の代わりに，お茶やミネラルウォーターを飲む。
> ・食べ物の内容を置き換える。
> 　　揚げ物の代わりに，焼き物，煮物，蒸し物を選ぶ。
> 　　肉中心から魚や大豆製品を中心とした食事にする。
> 　　野菜料理中心の食事に変える。

・行動を変える

　　前述の「拮抗法」の例を参照されたい。

▌（4）オペラント強化

　オペラント学習理論における強化（operant reinforcement）とは，前述（p.5）のように，ある特別な状況で，どの行動が強化されるのかを合図する手がかりとしての弁別刺激によって生起した「行動の後に伴う結果」を操作することにより，行動の強度や頻度を増やすことである。人の自発的な好ましい行動を促すための正の強化や負の強化，反対に好ましくない行動を減らすための正の弱化と負の弱化がある。前述（p.6）したとおり，弱化よりも「野菜を多く食べるようになったら褒める」といった，正の強化で行動を増やす方法を選ぶようにしたい。

　栄養教育を効果的に進める具体的な方法として，自分の楽しみや快適な活動等を強化子にして，自分で行動を起こしやすくする自己強化（self-reinforcement, p.16）がある。自分で取り決めをすることがポイントである。

> 例　・腹筋をしたら，ビールを飲んでよい。
> 　　・体重が減ったら，好きな洋服を買う。

　目標行動を達成できたら直ちに強化子が提示されることが望ましいが，難しい場合は，目標行動の実行度を点数化して，後に大きな報酬を得る方法もある。これをトークン・エコノミー法（token economy）とよぶ。トークンとは，コインやおもちゃのお金のことで，これを使って行動をマネジメントする。トークンは，菓子やおもちゃ遊び等の楽しい時間と交換可能であり，強化子としての機能を有するようになる。

> 例　・現在の散歩時間を 10 分伸ばせたら 1 点加点し，100 点貯まったら 1 万円を自由に使える。
> 　　・毎日決まった時間に運動したらシールを貼り，このシールが 10 枚貯まったら旅行する。
> 　　・手伝い 1 回ごとに 1 点を加点し，100 点貯まったら小遣いをもらえる。
> 　　・宿題をした日はシールを貼り，満杯になったらゲームを買ってもらえる。

　ところで，オペラント強化をどのタイミングで取り入れるとよいのであろうか。行動に対して提示される強化子の頻度の規則性を「強化スケジュール」という。行動が生じるたびに強化子を提示することを連続強化スケジュール，提示されたりされなかったりすることを間欠強化スケジュール，何回かに 1 回の割合で提示することを比率スケジュール，一定時間に 1 回以上の行動が起きたら提示することを間隔スケジュールという。毎回，正の強化子が与えられるとそのうち効果が半減するため，栄養教育では間欠強化スケジュールを適用することが望ましい。また，前述のように，以前は強化子が提示されていた行動をとっても一切提示されなくなり，その結果行動が生起しなくなる「消去」（p.6）も強化スケジュールに含まれる。介入のために強化子を停止することを「消去手続き」という。

目標行動に与える影響を考慮しながら，オペラント強化のスケジュールを立案するように心がけたい。

（5）認知再構成法

認知再構成法（cognitive restructuring）は，認知療法の核となる技法のひとつで，クライエントの認知内容を修正するための技法である。出来事を体験した瞬間に頭に浮かぶ考え（自動思考）を検証し，考え方の幅を広げることで対処しやすくする方法である。悲観的になっているときにみられがちな「ものごとの結果を否定的に予測する」「全か無か（白か黒か）の思考パターン」といった歪んだ認知や認知の偏りに直接働きかけ，望ましい考え方や行動ができるように修正する方法である。

単にネガティブ思考をポジティブ思考に変えるというのは誤解であり，現実に即しているかどうかを検証することで対処しやすくする。栄養教育の場面では，例えば，菓子を1つ多く食べただけで取り返しがつかないかのごとく落ち込むといった，否定的な思考が癖になっている人には，自身の不適応的な認知に気づかせ，別の考えを声に出したり，紙に書かせたりしながら，ものごとに適応しやすい思考法に変えていく。その際，共感的態度で行うことがもっとも重要である。認知再構成法は，行動変容の実行期や維持期において小さな失敗からあきらめて逆戻りすることを防ぐ「再発防止訓練」にも有効な技法である。

例　・糖尿病食は特別な治療食ではなく，単に健康な食事であると考える。
　　・やせ願望の強い対象者の身体に関する自己イメージ（太っていないのに太っていると感じる）を改善する。
　　・くじけそうになったら励ましの言葉を声に出すようにする。
　　・禁煙開始1週間で挫折したことを，「1週間もできた」と肯定的に考える。
　　・タバコを吸いたくなっても我慢できたときのことを思い出させる。

（6）意思決定バランス

ジャニスとマンによる意思決定理論の主要な概念である（p.13）。健康行動を実践する際，人はその恩恵（行動による便益：プロズ：pros）と負担（行動による損失：コンズ：cons）との2つの感情をもつとされ，恩恵と負担の個人の相対的重みを反映している。

トランスセオレティカルモデル（TTM，p.10）における意思決定バランスは，ジャニスとマン（1977）によって提唱された。意思決定理論の構成要素である「自己にとっての利益」，「重要な他者にとっての利益」，「自己の賛成」，「重要な他者の賛成」，「自己にとっての損失」，「重要な他者にとっての損失」，「自己の反対」および「重要な他者の反対」を整理して，行動変容に伴う恩恵と負担およびそのバランス（恩恵から負担を減じたもの）にまとめられている。

先行研究において示されている恩恵の内容は，「楽しさ」，「気分転換」，「ストレス

解消」,「悩みの減少」,「自己肯定感」,「自己実現」,「リスク回避」,「可能性の増加」,「健康増進」,「自律感」,「周囲との関係向上」,「日常生活の活性化」の12のカテゴリーに集約され,一方,先行研究における負担の内容は,「実施の困難性」,「課題の困難性」,「失敗懸念」,「効果懸念」,「面白くない」,「面倒」,「苦痛」,「疲労」,「金銭的負担」,「時間的負担」,「他者の支援」,「周囲との関係悪化」,「好きなことの犠牲」,「日常生活への悪影響」「日常生活への支障」の15のカテゴリーに集約されている。変容ステージとの関係をみても,ステージの高まりに伴い恩恵の知覚も直線的に高まり,反対に負担の知覚は低下するとされている。また,恩恵の知覚が負担を上回るのは,行動が実行に移される関心期から準備期のステージ(岡,2000)とされていることから,まずは,メリット(恩恵)の知覚を強化させることにより,無関心期から関心期に移行させ,その後に,デメリット(負担)の知覚を減少させる働きかけが重要である。

> 例 ・間食を減らすことで得られるメリットとデメリットを考える。
> ・栄養教育の場面で,減量するメリットとデメリットではどちらを強く感じるか尋ねる(準備性の確認)。

(7) 目標設定

目標設定(goal-setting)は,対象者が,行動を改善するための目標を,実際の生活に照らして意思決定バランスを念頭に,"具体的に"決めることである。目標は,努力すれば7〜8割達成できるものとする。スモールステップ(p.18)で段階的に目標設定していくほうが,難しい行動でも獲得しやすい。

もっとも重要なのは,結果目標ではなく,具体的な行動の改善目標を立てるようにすること,管理栄養士がクライエントの自己決定を支援しながら行うこと,期間を決めて達成できたかどうか評価しやすい内容とすることである。

> 例 ・酒はやめるのではなく,これから1か月の間,ビールは1日350 mLまでにする。
> ・夕食のご飯は1膳にする。
> ・果物は1日1つまでにする。

(8) 目標宣言,行動契約

目標宣言(commitment:コミットメント)は設定した目標を表明することである。目標を具体的に言葉にして声に出す,紙に書いて目につくところに貼る等,周囲に宣言することをいう。TTMにおいて,準備期から実行期に移行するプロセスとして重要な技法である(p.10)。

一方,行動契約(behavioral contract)とは,宣言した行動を実行するために自分もしくは他人と約束を結ぶことで,標的行動と実行期限,約束を守ったときと破ったときの結果を明らかにする方法である。約束事や社会的規範の習得と同時に,本人の

権利と義務を背景とした自尊感情（self-esteem：セルフ・エスティーム，自分自身を価値ある者と感じ，大切に思える気持ち）の高まりもねらいとしており，オペラント強化を応用した技法である。

（9）セルフモニタリング

　自己監視法（self-monitoring：セルフモニタリング）とは，自分の行動を観察して記録することである。認知行動療法だけでなく，社会的認知理論（p.16）の「自己制御（調整）機能」には，セルフモニタリングが欠かせない。行動変容において外的強化も重要であるが，個人が自らの行動をふり返り，本人が目的をもってそれに基づいた評価をする自己観察と自己強化（p.16）も，行動を改善していく自分の行動をコントロールするための確実で有効な手段である。自身の現状把握はもとより，食行動（食事の内容・量・時刻・場所，気分）や体重，目標の達成度を○△×で記録する等，自分の行動を意識し，観察して記録する（p.96，図3-22参照）ことで行動の善し悪しを自らが評価できるため，自己強化も行いやすくなる。

　栄養教育のうえでも，対象者の生活習慣が具体化し，行動の変化を時間の経過とともにみることができるため，重要な情報源となる。料理選択の際，考えたことや空腹感等の心理的・身体的状況，食べた後の気持ち，可能であれば体重や血糖値等の身体指標も記しておくと，例えばどういうときに食べすぎてしまうのか，自己の気づきを促すことが可能となる。また，困難な場面における対処や現状に見合った目標を設定することができる。

> **例** ・最初は「カレンダーに印をつける」，「手帳にメモする」，「シールを貼る」，「間食だけ記録する」，「酒の量だけ記録する」からはじめる。
> ・徐々に「余白に自由に感想などを書けるようにしておく」，「できた項目を点数にして合計点を計算させる」等，自己評価しやすい仕組みにする。

（10）自己効力感（セルフ・エフィカシー）

　自己効力感（セルフ・エフィカシー：self-efficacy）とは，「ある結果を生み出すために必要な行動をどの程度うまく行うことができるかという個人の信念，自信の度合い」のことである。その行動が望ましい結果をもたらすという「結果期待」との組み合わせによって，人の行動は決定づけられる。特に，自己効力感を十分に感じられる場合，人はその行動の実行可能性が高まるとされている（p.17）。

（11）ストレスマネジメント（ストレス対処法）

　ストレスは，ホルモン，自律神経，免疫系を介して，心血管系，腫瘍，胃腸障害等に影響するため，ストレス過剰であるとセルフコントロールはうまくいかない。ストレスマネジメントあるいはストレス対処法（stress management／stress coping）とは，ストレスがどのような状況から生じているのか，ストレス因子（ストレッサー）

とストレス反応を見極め，具体的な対処法を計画し，社会的スキル訓練や認知再構成法，リラクゼーション等を取り入れ，ストレス耐性を高めたり，新たな対処法を学習したりしていくことである。

ラザルスとフォークマン（Lazarus RS & Folkman S）は，ストレス反応に影響を及ぼす因子として，出来事の個人的な意味合い，すなわち一次評価（そのストレッサーは，自分にとってどのような性質のもので，どれくらい重大か）と，二次評価（自分はどの程度うまくそのストレッサーに対処することができるのか）とコーピング（ストレスへの対処法）のあり方が大きいと述べている。さらに，心理的な負担を減らすために何らかの対処を要するが，これは問題焦点型コーピングと情動焦点型コーピングに大別できる。

①問題焦点型コーピング：ストレッサーになっている環境や状況や問題に直接働きかけ，それを変化させることでストレスに対処する「問題解決中心型」の試みである。

②情動焦点型コーピング：ストレッサーに対する感じ方，考え方を変える「感情中心型」の試みで，おかれている状況を認知的に再評価し，情動的な苦痛を低減することでストレスに対処することである。

人は，時と場合によってこの2つのコーピング方法を使い分けている。特に，ストレッサーそのものやその影響が人の力でコントロールできる場合は「問題焦点型コーピング」，コントロールできない場合は「情動焦点型コーピング」が役立ち，これらをバランスよく使うことで，心身の健康度を良好に保つことができる。

> **例** 残業続き（ストレッサー）で，夜中に暴飲暴食（コーピング）をして，肥満（ストレス反応）になっている単身赴任中の男性サラリーマン
> 〈問題焦点型コーピング〉
> ・同僚に助けを求めて，残業を減らす。
> ・どんな日あるいは気分のときに食べすぎているか分析する。
> ・残業の途中で軽食をとり，帰宅後は野菜料理だけ食べる。
> 〈情動焦点型コーピング〉
> ・仕事が多いのは自分が有能で頼りにされている，同僚より昇進が早まると考える。
> ・夜遅くまで会社にいることで，自宅の電気代や冷暖房費の節約になると考える。
> ・家族に電話をして慰労あるいは賞賛してもらう。

▌（12）ソーシャルスキルトレーニング

社会生活において，コミュニケーションが苦手であるとトラブルが生じたり，ストレスを抱えたりすることになる。ソーシャルスキルトレーニング（social skills training）は，コミュニケーション能力を高め，自己主張（アサーティブ：assertive）を

上手にできるようにするための体系的な学習技法である。場面に応じて，具体的な対応法をあらかじめ考えることが重要である。断り方をロールプレイで訓練する方法は，社会的学習理論（モデリング，p.15）の応用である。

> **例** 食べ物や酒のすすめ，宴会の誘いを断る場合
> ・ていねいにお礼をいって断る。
> ・ダイエット中（もしくは糖尿病等）であることを告げる。
> ・手紙や e メールなどで事情を説明し，解決したらまた誘ってほしいと添える。
> ・どうしても断れない場合は，少しだけ食べてあとは遠慮するか残りを持ち帰る。

（13）ナッジ

1）ナッジ（nudge）とは

　このようなことはないだろうか？　スーパーマーケットでレジの待ち時間が長い際に目の前にあったものを「つい」買ってしまう，ビュッフェで最初に並んでいるものを「つい」たくさんトレーにのせてしまう，スマートフォンを買うときにお試しアプリを入れると割引があると「つい」入れてしまう。このように，私たちが「つい」何かをしてしまうときのルール（法則）を経済に応用する学問に「行動経済学」がある。

　行動経済学とは経済学の一分野で，人の行動を認知の仕方や心理学・社会学等の多分野的に分析し，人の意思決定・選択，行動等に与える影響を統合した学問である。

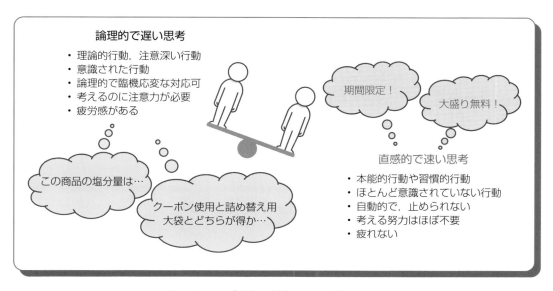

図2-12　二重過程理論（2つの思考プロセス）

経済学は，人が自分の利益を優先して合理的に判断するであろうことを前提としているのに対して，行動経済学では合理的判断からはずれることがあると考えられており，二重過程理論（Dual Processing Theory）がよく知られている。二重過程理論とは，人が意思決定をするとき，直感的・感情的で素早い"システム1"と，論理的・理性的で，ゆっくりである"システム2"の2種類に分けられ，ほとんどは直観的な思考によって意思決定されているというものである（図2-12）。これを，行動経済学では，"ヒューリスティック"や"プロスペクティブ"とよぶ。忙しい現代人は深く考えているゆとりがないため，そのことを利用して望ましい行動を促す仕掛けとして「ナッジ」が注目されている。ナッジとは「肘でそっと突く」という意味の英語で，私たちが「つい」何かをしてしまうときのルールを逆手にとり，人々の行動をよい方向に誘導する工夫のひとつである。

2) ナッジの健康政策への活用例

　ナッジの考え方をいち早く健康政策に導入したイギリス政府は，ナッジを含むポピュレーション戦略を介入効果のレベル別に8つに分類し「介入のはしご」として提示した（図2-13）。レベル1と2は法的規制によるもので，レベル3と4は経済的なインセンティブによる誘導，レベル5と6はナッジの活用による誘導である。レベル7は教育啓発で，レベル7にとどまっている場合，ナッジを活用することで「介入のはしご」をのぼるきっかけとなる。

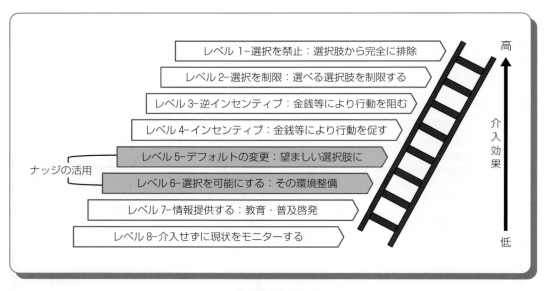

図2-13 「介入のはしご」とナッジ

（出典　中村正和：「地域づくりにおけるポピュレーション戦略の重要性と国際的動向」，地域医学，2016を一部改変）

例 〈レベル6：選択可能な環境整備〉

・階段に消費エネルギーの目安を表示する。

・自転車および歩行者専用道路を整備する。

・販売食品やレストランのメニューに栄養成分表示をする。

・レストランのヘルシーメニューに「おすすめ」と表示する。

・自動販売機やコンビニの棚で砂糖の入っていないお茶等を目線の高さに並べ，砂糖が入っている甘い炭酸飲料をかがまないと取れない下のほうに並べる。

・コンビニでサラダを目の高さに置く。

〈レベル5：デフォルトの変更による選択の誘導〉

・レストランのメニューでサラダつきをデフォルトとする（単品に変えることもできる）。

・ビュッフェの果物をスライスして提供する（リクエストがあれば丸ごとも提供）。

・健康クラブの会員登録時に，栄養ニュース配信のチェックボックスにあらかじめチェックして設定する（受信したくない人はチェックを解除する）。

・レストランのセットメニューの場合，小鉢（野菜）料理から先に出す。

3）ナッジを活用する際のフレームワーク

ナッジを実践に活用するためのフレームワークに Easy，Attractive，Social，Timely の4つがあり，頭文字をとって EAST（イースト）とよぶ。ナッジ理論を整理し，介入のための設計を考える際に役立つ（表2-8）。

表2-8 「EAST」の枠組み

Easy	簡単・簡潔：わかりやすいチラシ，取りやすい場所にサラダを置く，デフォルトでサラダがついている。
Attractive	魅力的・注意をひく：プロスペクト理論では「人は何かを得ることよりも，損失を回避したい気持ちの方が強い」と考える。「期間限定」「数量限定」など希少性を演出する。
Social	社会的規範（皆がやっている）：選択させたい品物を多く陳列する，「一番売れています」という POP をつける。
Timely	時期が適切：タイミングよくメッセージを出す，健診前にヘルシーメニュー教室やウォーキングレッスンの案内を出す。

5 組織づくり・地域づくりへの展開

　栄養教育を展開するうえでは，学習者の個人に関する要因と環境に関する要因の両視点で課題を明らかにし，解決することが求められる。学習者が気づきを得て，行動変容し，自己管理できるようになるまでの一連の目標を達成するためには，栄養教育の実施者が提供する情報やサービスを受け取るだけではなく，学習者自らが必要な情報にアクセスしたり，適切なサポートを得たりするためのネットワークの構築，すなわち，組織づくりや地域づくりをすることが必要である。

（1）セルフヘルプグループ（自助集団）

　セルフヘルプグループ（self-help group）とは，疾病や障害等，同じ問題や課題を抱えている本人や家族自身の集団のことであり，それぞれが当事者であるということが重要な意味をもっている。「セルフヘルプ」には，個人の自立（自律）と相互援助の2つの意味があり，自分自身の気持ちや体験等について話すことを通じて，悩みを共有する仲間同士が互いに支えあうことができる。具体的には，専門職からの情報提供とは異なり，同じ状況におかれている当事者との感情的な結びつきによって気持ちが癒やされたり，治療や生活等について経験者としての具体的な情報が得られたり，経過を観察することによって回復過程や副作用等を理解したりすることができるなど，当事者間のコミュニケーションを介して個々のメンバーの相互理解，相互学習につながり，行動変容とその継続をもたらすとされる。メンバー同士やグループにおけるかかわりの中で，次項で述べるグループダイナミクスが生まれやすい。

　セルフヘルプグループは表2-9のように分類することができるが，わが国では当事者の家族グループと身体に障がいのある人たちのグループが数多く存在している。特

表2-9　セルフヘルプグループの分類

グループの種類	目　的	問題を抱える当事者
習癖・依存の問題のグループ	特定の行動を変える	アルコール依存症患者，喫煙者，過食・拒食症患者，等
広範な問題解決を目指すグループ	さまざまな問題と対処パターンを修正する	児童虐待をする親，精神障害回復者，子どもを亡くした親，等
マイナーなライフスタイルをもつ人たちのグループ	社会やライフスタイルを変える	配偶者と死別した人，離婚等による単身者，等
当事者の家族グループ	家族の重荷を軽減する	アルコール依存症患者の家族，食物アレルギーや障がいのある子をもつ親，等
身体に障がいのある人たちのグループ	障害を支えあう	がん患者，糖尿病患者，透析患者，てんかん患者，エイズ患者，等

（出典　Powell TJ, 1987 をもとに久保が作成した表[1] を改変）

に家族の会は早くから発展したとされ，活発な活動を行っている。例えば，障がいのある子どもをもつ家族で構成されたセルフヘルプグループへの参加は，家族にとって悩みの共有や情報交換をすることにより，安心感や自己効力感の創出につながる。さらに，地域交流の場等を通じて地域住民と顔見知りになる機会が増えることにより，障がいのある子どもの存在や障害への理解を生む等，当事者が地域で自立するうえで自信をつける効果も期待できる。

（2）グループダイナミクス（集団力学）

　グループダイナミクス（group dynamics）とは，心理学者のクルト・レヴィン（Lewin K）によって1930年代に概念化された理論で，集団として行動する際，人の行動や思考は集団から影響を受け，また同時に個人も集団に影響を与えるという集団特性のことをさす。

　集団指導において用いられる技法のひとつに，集団決定法がある。集団決定法とは，行動変容の有用性について理解はしているが，実行に移すことが困難な行動課題について小グループで話し合い，コンセンサスが得られた時点で，その集団の中で自己の行動目標を意思決定する技法である。レヴィンはこの方法を用いて，第二次世界大戦中の食料不足の問題に対して，主婦を対象に集団決定群と比較対照群に分け，通常の肉の代わりに家畜の内臓を活用する実験を行った。比較対照群では，栄養の専門家による熱心な講義が行われ，内臓の肉は安価で栄養価が高い等の利点が伝えられ，おいしい料理のレシピが配布された。この講義では，参加者同士の交流はなかった。一方，集団決定群では，栄養の専門家によるごく簡単な情報提供を行い，小グループ内で内臓を食することに対する障壁に関して意見交換をした後，内臓を使うという意思決定をした。7日後の面接の結果，比較対照群では内臓肉を用いた者が10%であったのに対し，集団決定群では52%が内臓肉を活用したと答えた。このように集団内で関心事を共有し，行動変容することを宣言し，それを実行することに責任をもつプロセスが，個人の自己イメージや実行に強い影響を及ぼすと考えられている。

　栄養教育の場では集団決定法のほかにも，バズセッションやラウンドテーブルディスカッション（円卓式討議），ブレインストーミング等の討議法（p.85）において，

表2-10　グループダイナミクスの構成3要素

個　人 (intrapersonal)	グループメンバーひとりひとりの性別・年齢・職業等の属性，身体的な特性，精神状態 等
個人間 (interpersonal)	グループメンバー同士の関係性，具体的にはメンバーの間に起こる仲間意識，同一性，競合，葛藤，リーダーシップ 等
環　境 (environment)	ひとりひとりのメンバーのグループ全体との関係性，具体的にはメンバーのグループへの参加の状況や信頼関係の度合い 等

（出典　安梅勅江：ヒューマン・サービスにおけるグループインタビュー法—科学的根拠に基づく質的研究法の展開，p.2，医歯薬出版，2001 より作成）

参加者同士によるグループダイナミクスの相互作用（表2-10）を活用しながら，有効に意思決定や行動変容への働きかけが可能となる。また，近年では地域や組織の中における目標形成や町づくりに関して，地域住民や地方自治体等の社会的合意形成を目的としたワークショップ形式によるセミナーや研修の開催が増えてきた。ワークショップとは，テーマに興味・関心のある多様な人たちが主体的に参加し，参加者間のグループダイナミクスを通じて，新たな創造や学習を生み出す場のことである。時代とともにライフスタイルや価値観が多様化する中で，コミュニティに所属する個人自らが課題意識をもったうえで参加し，意思決定に加わることが可能となる。この過程はコミュニティ・オーガニゼーションと同様の概念である。

（3）エンパワメント

エンパワメント（empowerment）とは，「力」という意味の「power」に，「〜にする」という接頭語の「em」がついた言葉で，「力を与えること」と訳すことができる。エンパワメントはソーシャルワークの分野で発展し，実践の場で用いられるようになった概念であり，個人や集団が資源とつながりながら主体的に生き，自らの生活をコントロールしていく力を獲得していく過程と定義される。すなわち，「元気にすること」，「力を引き出すこと」を意味し，栄養教育の場面においては，個人や集団が有する潜在的な能力に着目し，強みを引き出すことにより，食生活や環境を自らコントロールできるよう支援することである。表2-11にエンパワメントの原則を示す。組織のような集団をエンパワメントする際にも，そこに所属する当事者自身が目標設定したり意思決定したりできるよう，サポーターや組織が支援することが重要である。なお，ここにある当事者とは中心となってかかわる人（人々）や組織のことであり，サポーターとは当事者を側面から支える人（人々），組織のことをさす。

エンパワメントの過程では，①当事者のエンパワメントの必要性を把握し，②アセスメントを実施した後，③当事者のセルフ・エンパワメントへのサポートを行い，④関連職種などとの連携・調整・ネットワークづくりをして，⑤モニタリング・評価を行うという流れで支援するとよい。エンパワメントの評価指標を表2-12に示す。

表2-11　エンパワメントの原則

① 目標を当事者が選択する
② 主導権と決定権を当事者がもつ
③ 問題点と解決策を当事者が考える
④ 新たに学び，より力をつける機会として，当事者が失敗や成功を分析する
⑤ 行動変容のために内的な強化因子を当事者と専門職の両者で発見し，それを増強する
⑥ 問題解決の過程に当事者の参加を促進し，個人の責任を高める
⑦ 問題解決の過程を支えるネットワークと資源を充実させる
⑧ 当事者のウエルビーイングに対する意欲を高める

（出典　安梅勅江：エンパワメントのケア科学―当事者主体チームワーク・ケアの技法，p.5，医歯薬出版，2004）

表2-12　エンパワメントの成果評価指標

個人レベル	・満足，自己成長，コントロール感，現実に立ち向かう意欲，能力の開花，生活の質の改善，希望の感覚，開放性の高まり，自己決定 ・肯定的な自己概念，個人的な満足，自己効力感の向上，自尊感情やコントロール感の獲得，熟達感覚，つながり感，自己発達，希望の感覚，問題解決能力の向上，QOL の向上 ・自由になる，自分で状況判断・計画・実施・評価を行うようになる，イニシアティブをとる，問題を解決しようとする，態度が変わる，積極的に他者に働きかける，自己判断ができ変化に柔軟である，介入がなくても自己発展的な展開をしている
対人関係レベル	コミュニケーションの増加，リーダーシップ技能の向上，責任感の増強
地域システムレベル	地域への参加，選択肢の増加，双方向的な支援の拡充，スタッフとの交流の増加

（出典　安梅勅江：エンパワメントのケア科学──当事者主体チームワーク・ケアの技法，p.15，医歯薬出版，2004）

■（4）食環境づくり

　個人や集団におけるひとりひとりの意思に基づく健康づくりを推進する一方で，人々が意識せずに，より健康な生活を自然に送ることができるような食環境づくりの推進も重要である。食環境づくりとは，人々の直接的な食物（食材，料理，食事 等）の入手や利用にかかわる「食品へのアクセス」と，食や健康に関連する情報伝達の経路やシステム全般にかかわる「情報へのアクセス」を互いに関連させながら整備することである。「食品へのアクセス」は人々の食行動（いつ，どこで，何を，どのくらい，誰と，何を，どのように食べるのか）に影響する。また，「情報へのアクセス」は知識や態度，スキルにそれぞれ影響を与えるため，食環境を整備することで，それらを新たに獲得することだけではなく，栄養教育によって習得した学習内容を補完したり，実践しやすくしたりすることもある（図2-14）。

　食環境づくりにおいては，行動科学の理論やモデルを活用することにより，健康意識が高い個人や集団だけでなく，より多くの人々の自然な行動変容を促すことが期待されている。近年，食環境整備やポピュレーションアプローチ等にナッジが活用されていることは，前節ですでに詳述されているとおりである。わが国で取り組んでいる具体的な事例としては，地域等が連携して人々が自然に健康になれる食環境づくりのための取り組みがあげられる。例えば，地域の飲食店の協力のもと，通常，単品では野菜が不足するようなメニューを注文すると，食前にサラダが提供される仕掛けや，1食で野菜が120g摂れるような料理を「おすすめのメニュー」として取り入れること等により，無関心な層に対しても無理することなく健康行動を促すことができる。

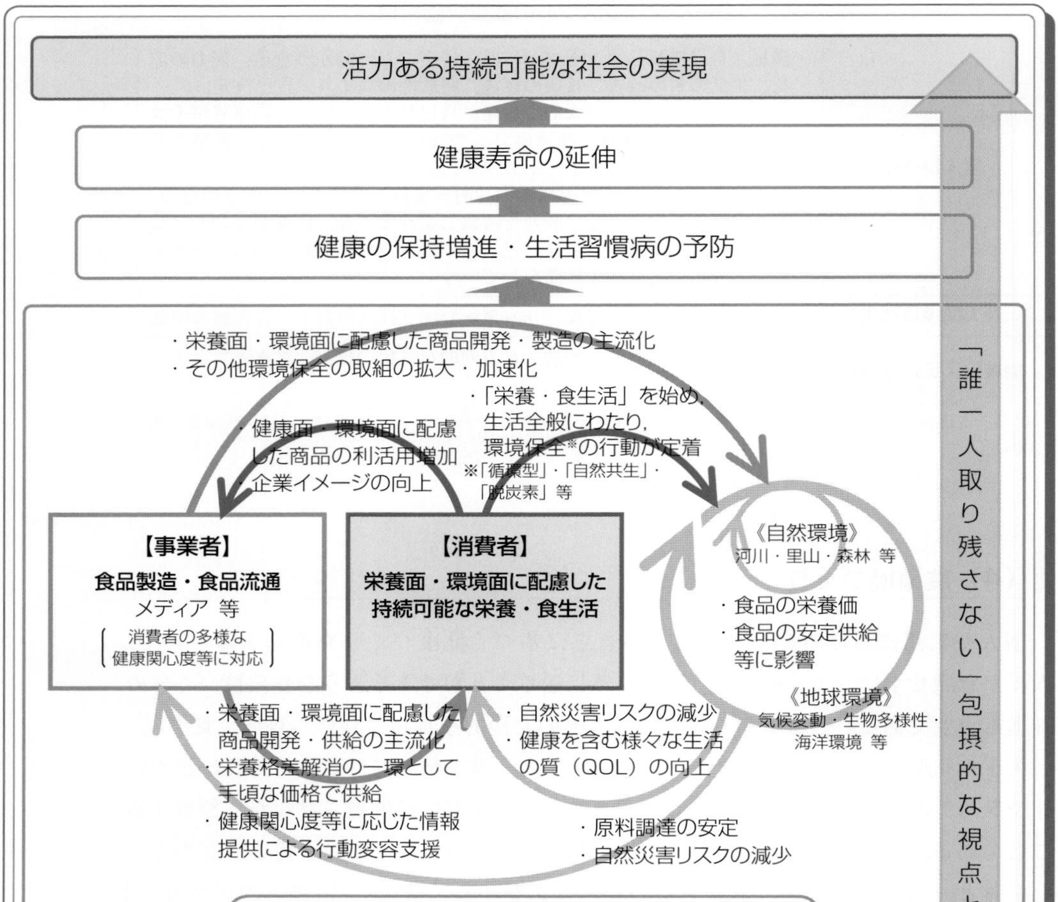

図2-14　自然に健康になれる持続可能な食環境づくりの枠組み

（出典　厚生労働省：自然に健康になれる持続可能な食環境づくりの推進に向けた検討会報告書，p.39，2021）

〈引用文献〉

1）久保紘章，石川到覚編：セルフヘルプ・グループの理論と展開，pp.2-20，中央法規出版，1998

〈参考文献〉

・実森正子，中島定彦：学習の心理 第2版—行動のメカニズムを探る，サイエンス社，2019
・三田村仰：はじめてまなぶ行動療法，金剛出版，2017
・日本健康教育学会編：健康行動理論による研究と実践，医学書院，2019
・Sørensen K, *et al.*：Consortium Health Literacy Project European：Health literacy and public health：A systematic review and integration of definitions and models, *BMC Public Health*, **12**, 80, 2012
・福田洋，江口泰正編：ヘルスリテラシー 健康教育の新しいキーワード，大修館書店，2016
・内山喜久雄，上田雅夫編：〈ケーススタディ〉認知行動カウンセリング，至文堂，2004
・下田妙子編：栄養教育論演習・実習—ライフステージから臨床まで—，化学同人，2009
・佐藤香苗，杉村留美子編：三訂マスター栄養教育論実習，建帛社，2020
・瀬在泉：動機づけ面接—初級・中級編，日本保健医療行動科学会雑誌，**29**，30-36，2015
・北田雅子，磯村毅：医療スタッフのための動機づけ面接法—逆引き MI 学習帳，医歯薬出版，2016
・キャス・サンスティーン著，田総恵子訳，坂井豊貴 解説：ナッジで，人を動かす—行動経済学の時代に政策はどうあるべきか，NTT 出版，2020
・大竹文雄，平井啓編：医療現場の行動経済学—すれ違う医者と患者，東洋経済新報社，2018
・武見ゆかり：健康日本21（第2次）は「介入のはしご」を上れるか—「社会環境の質の向上」を具体化するための議論を！，日本健康教育学会誌，**21**（2），113-114，2013
・Contento IR／足立己幸，衛藤久美，佐藤都喜子監訳：これからの栄養教育論—研究・理論・実践の環—，pp.299-300，第一出版，2015

第3章　栄養教育マネジメント

◻1 栄養教育マネジメントで用いる理論やモデル

　栄養教育マネジメントとは，実態把握により栄養教育の対象となる個人または集団の健康・栄養課題を抽出し，解決するための一連のプロセスをいう。栄養教育のPDCAサイクル「計画（Plan）・実施（Do）・評価（Check）・改善（Action）」を繰り返すことによって，対象者にあわせたオーダーメイドの栄養教育を行うことが可能となる。

　計画段階では，対象者の実態のアセスメントと目標の設定を行う。目標と評価は相互に関連するため，それぞれの目標が達成されたかを評価するための指標と評価方法を，同時に設定しておく。

　次に，栄養教育計画を作成する。まず，現在の対象者の問題点を把握し，その要因を対象者の個人要因（知識，態度，スキル，行動 等）と環境要因（家庭環境，家族や組織メンバーの食習慣，食環境，地域の保健サービス，周囲のサポート等）に大別して分析し，優先度は「重要性」と「変わりやすさ」の観点から，それぞれ優先課題を特定する。

　課題が特定できたら栄養教育の実施目標，学習目標，行動目標，環境目標，結果目標を設定する（p.68〜74）。これらの目標を達成するために，栄養教育内容を検討する。

　実施段階では，学習形態，教材・媒体等の栄養教育の方法や学習活動の内容を検討する。栄養教育では，対象者の食行動変容に対する自己効力感を高めるために，カウンセリング（p.24）や動機づけ面接（p.29）の技術を用いて，学習者とよりよいコミュニケーションをとることが重要である。また，集団教育においては，知識，技術を集団に対して正しく伝えられるよう，プレゼンテーションスキルも必要となる。

　さらに，学習効果を上げるために学習者に対応した行動科学の理論とモデルを選択し，活用することが重要である。介入のレベル（生態学的レベル：個人レベル，個人間レベル，集団レベル）（p.6）や栄養教育のターゲットとする行動によって，適切に理論を選択すべきであるが，介入レベルが複数にわたる包括的なプログラムの場合，ひとつの健康課題の解決のために複数の理論モデルを活用することも少なくない。近年，健康問題も複雑・多様化していることから，さまざまなレベルで学習者のニーズ

を把握し，介入計画を立案する必要がある。特に，食行動は習慣化された行動であり，日常生活において個人と個人を取りまく環境との相互作用から学習された行動である。したがって，健康と QOL の直接的要因だけではなく，社会的・環境的要因もコントロールするアプローチが必要となる。

このように，生態学的レベルでの介入が必要であり，対象集団のニーズをアセスメントすることから計画が開始されるという点で，プリシード・プロシードモデルとソーシャルマーケティングは共通している。これらはともに，複数の行動科学理論（第2章）を組み合わせた，介入と評価の両方の枠組みを有するモデルであるため，栄養教育プログラムに応用しやすく，栄養教育計画を立案するうえで，参考にしやすい。

（1）プリシード・プロシードモデル（PRECEDE-PROCEED model）

グリーンとクロイター（Green LW & Kreuter MW）によるヘルスプロモーションの計画・実施・評価の過程を示したモデルである（図3-1）。各個人の心理状態だけでなく，個人を取りまく環境条件も包括した位置づけの中で，個人，組織，地域社会が行動や環境を変えていくことに働きかける。健康教育とヘルスプロモーションの実践のための介入モデルで，プリシードの部分とプロシードの部分に分けられる。

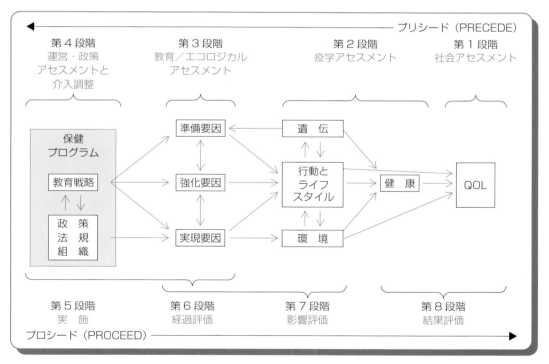

図3-1　プリシード・プロシードモデル

（出典　Green LW, Kreuter MW／神馬征峰訳：実践ヘルスプロモーション，医学書院，2005 より作成）

① プリシード（PRECEDE）

「predisposing, reinforcing, and enabling constructs in educational／environmental diagnosis and evaluation（教育・環境のアセスメントと評価のための準備，強化，実現要因）」の頭文字であり，働きかけの実施に「先立って行う」という意味をもつ。4段階からなり，健康問題の要因を生態学的レベルで分析し，健康に関連する行動や環境の決定要因を包括的に明らかにする。そのうえで，目標設定および改善点の優先順位を決定する等，ニーズアセスメント，実施法の検討を行い，健康教育のプログラムを決定する段階である。

・第1段階＝社会アセスメント：地域の現状や住民のニーズを把握し，対象集団にとっての目指す姿・生活の質（QOL）を知る段階である。質的方法（個別・フォーカスグループインタビュー，概念マッピング）と量的方法である集団調査を組み合わせて行うことが理想である。対象者のおかれている状況や背景を理解することが重要なため，可能であれば住民の代表者等に参加してもらい，住民の目線を取り入れるとよい。

・第2段階＝疫学アセスメント：QOLの維持・向上に関連する疾患・健康問題を具体的に特定する段階である。健康問題の原因を遺伝要因・行動要因・環境要因に分け，分析・特定する。重要性と変わりやすさによって要因をしぼり，行動目標あるいは環境目標を設定する。

・第3段階＝教育/エコロジカルアセスメント：行動・環境目標を達成させるために，変容させたい要因をマルチレベルで特定する段階で，準備要因，強化要因，実現要因の3カテゴリーに分けてアセスメントする。栄養教育計画時に，この3要因をていねいにアセスメントすることで，対象集団に効果的な栄養教育を実施することができる。

準備要因：行動変容の動機づけに必要となる要因のことで，行動に影響する個人や集団の知識や態度，信念，価値観，認識等。

強化要因：行動の持続，継続に必要となる要因のことで，行動変容したことによって周囲の者（家族，保健医療専門職員 等）から得られる報酬やサポート，フィードバック等。

実現要因：行動変容の動機を行動に結びつけるために必要となる要因のことで，望ましい，健康的な行動変容を促進する学習者自身のスキルのほか，環境条件ともとれるような内容も含まれる。健康行動が容易となるような環境を実現・整備するための社会（保健・医療）資源（施設・設備）の有無やその利便性等である。

・第4段階＝運営・政策アセスメント：第1～3段階のアセスメント結果を受けて，栄養教育プログラムを立案する段階と同時に必要となる予算や人材等の資源とプログラム実施の際の障害等を明らかにする段階。目標達成に関連する現行の政策・法規・組織内での促進要因や障害要因等も明らかにして，介入法を開発する。

② プロシード（PROCEED）

「policy, regulatory, and organizational constructs in educational and environmental development（教育と環境の発展のための政策，法規，組織要因）」の頭文字であり，「続いて行う」の意味をもつ。健康教育を実施し，その経過評価と事後評価（影響評価，結果評価）を行う。評価視点を最初の段階からもち，適切な指標を設け，プリシード段階の各アセスメントに対応してプロシード段階で評価を行う構造となっており，問題点があれば修正できる仕組みになっている。また，評価結果の相互関係性を明らかにして，プログラム全体の総合的な評価もできるようになっている。

・第5段階＝実施：第1～4段階で収集した情報を基に，介入プログラムの実施に必要な関係者のトレーニング，資料作成，資源の準備等を行い，教育を実施する。
・第6段階＝経過評価：プログラムが実施計画どおりに実行されているか否かを検討する。事業内容，実施段階での諸活動の進行状況（費用やマンパワー等の資源活用状況，スタッフの仕事ぶり，参加率，プログラム関係者の反応 等）を確認する。
・第7段階＝影響評価：準備・強化・実現要因それぞれにおける学習目標，行動目標，環境要因の変化（「学習目標」，「行動目標」および「環境目標」の達成度）を評価する。
・第8段階＝結果評価：第1・第2段階で設定した健康やQOLに関連する指標を用いて，健康目標の達成度を評価する。

このように，理論的枠組みにあてはめて活用できるので，初心者であっても誰もが容易に，健康・栄養教育マネジメントを実行できる。地域社会や集団のQOL，健康水準の向上を考えるような，地域の健康増進計画や食育推進計画づくりの際に有用となるモデルである。

（2）ソーシャルマーケティング

ソーシャルマーケティング（social marketing）は，社会や行動の変化を導くための戦略であり，それ自体理論ではない。アメリカマーケティング協会は，「マーケティングとは，個人と組織の目標を満足させるために，アイデア，財（人間のニーズ・欲求を満足させる物理的手段），サービスの概念形成，価格，プロモーション，流通を計画・実行する過程である」と定義している。ソーシャルマーケティングは，この商業マーケティングの方法論を，行政・医療・教育関連の非営利組織の活動に応用したもので，対象集団を中心として商品を健康行動に置き換えて使用する。健康教育では，KAPモデルに代表されるように，正しい知識の獲得によって行動変容に結びつけようとする。これに対して，ソーシャルマーケティングは，金銭や報酬等のインセンティブによって行動を起こそうとするアプローチである。したがって，ソーシャルマーケティングの目的は，健康のためによい行動へと対象者の自発的な変容を促すことである。

<KAP モデルとは>

KAP は，知識（knowledge），態度（attitude），実践（practice）の頭文字で，健康行動を実践するには意識・関心・態度が必要である。関心を得るためには，その行動がなぜ必要か理解する知識がなければならない。正しい理解のもと態度が形成され，やがて行動につながるとされる。実践の代わりに行動（behavior）が使用され，KAB モデルとよばれることもある。

　栄養教育への応用としては，「管理栄養士が健康によいと考える食行動を対象者に採用してもらう」ということを，「おすすめの製品を購入してもらう」ということになぞらえて，マーケティングの考え方や技術を駆使するということである。そのためには，常に顧客志向（栄養教育の対象者中心）を心がけ，対象者のニーズにマッチしウォンツ（欲求）を満たすもので，コストを極力抑え，栄養教育プログラムはかけたコストに対して効果がある（エフェクティブな）ものでなくてはならない。さらに，サービスにアクセスしやすく，適切なプロモーションのもとで健康的な食行動が提案される必要がある。

　栄養教育プログラムの PDCA サイクルにソーシャルマーケティングを応用するという視座で実際のプロセスについて解説する。

第1段階　対象集団の特性を把握する。既存データや量的なサーベイランス調査等から健康課題を特定する。

第2段階　対象集団のアセスメントと目標設定をする。マーケティング分野では，表3-1に示すマーケティングミックス（4P）に対して同質のグループに分解することを，市場の細分化（マーケット・セグメンテーション）という。栄養教育においてもそれぞれの特性に応じて階層化する（セグメンテーション）。そのうえで，質的なフォーカスグループインタビュー等を行い，①対象者のニーズやウォンツ（商品やサービスの具体的な欲求），②管理栄養士がすすめる食行動に対する対象者の態度・信念・価値観，③すすめられた食行動を実行するうえでの対象者の利益・障害・準備状況等を把握して，ターゲットグループの絞りこみを行う（ターゲティング）。次に，第1段階で特定した健康課題に対する長期的な目標やターゲットグループの「目指す結果」を短期的・具体的に表す目標を設定する。

第3段階　マーケティングミックス（4P）を策定する。ソーシャルマーケティングの戦略としては，対象者のニーズを満たすように4Pを策定する（表3-1）。

　栄養教育への応用では，4Pは管理栄養士が推奨する食行動を対象者に採用してもらうために利用できる道具（ツール）のようなもので，ターゲットにするセグメントごとに4Pを適切に組み合わせて，栄養教育プログラムや教材を立案する。ソーシャルマーケティングでは，対象者が行動した結果，満足感を得られる場合に行動変容につながり維持されやすくなると考えられている。そのため，推奨したい食行動と競合する行動，例えば，これまでの不健康な食行動やその他の行動よりも

表3-1　マーケティングミックス(4P)

4P	元来の意味	栄養教育への応用
製品 (product)	モノ，サービス，市場に提供する価値のあるもの	健康状態を維持・向上させるために推奨する食行動（食習慣）。それとともにもたらされる利益のまとまり。
価格 (price)	顧客が「価値」に見出した金額と関係する	推奨する食行動・食習慣への変容や実行にかかるお金・時間・努力，それまでのライフスタイルを変えることや心理面の負担も含めてコストと考える。利益を得るには，これらのコストとの交換が発生する。
流通 (place)	製品を届ける場所，経路	各種サービスに関する情報，媒体へのアクセス，実行しやすい環境か否か（利益を提供するタイミングと場所）。
宣伝 (promotion)	製品の情報を顧客に伝え，「価値」を認識させる	対象者に利益，コスト，利便性等を伝える。推奨する食行動の選択を促す工夫や実行を支援する工夫。

優れたものとなる（対象者のニーズ・ウォンツを満足させ，価値が認識できるもの：ポジショニング）ように，戦略を練る。

第4段階　マーケティングチャネルの選択をする。マーケティングでは製品が生産者から消費者に届くまでのプロセスに関与する経路（組織や媒体）のことをチャネルという。

①販売チャネル　店舗・EC（電子商取引）サイト等，販売を行う場所で，消費者が実際に商品を購入する場所のこと。

②流通チャネル　卸売・小売・物流等，製品が売る側から消費者の元に届くまでの流通手段のこと。

③コミュニケーションチャネル　ソーシャルネットワークサービス（SNS）・Webサイト等。

選定したターゲットの特性に照らして，対象者に届きやすく，効果的なチャネルを検討する。

第5段階　栄養教育プログラムを本格的に実施する前に，プレテストを行い，プログラムの内容や教材を必要に応じて改善する。また，実施状況をモニタリングし，プログラムが計画どおりに行われているかチェックして，栄養教育の評価（p.97）を実施しながら必要に応じて改善する。

② 健康・食物摂取に影響を及ぼす要因のアセスメント

アセスメントは栄養教育マネジメントの第一のプロセスであり，適切かつ効率的に栄養教育を行ううえで重要である。学習者のQOLと社会環境の質の向上のために，健康の維持・増進を目的とした食生活改善（行動変容）を主体的に継続できるよう，学習者の健康・栄養状態，食生活等の実態を把握し，課題の抽出と分析を行う。

（1）栄養教育のためのアセスメントとは

　栄養教育のためのアセスメントは，栄養アセスメントとよばれる。栄養アセスメントは，栄養教育の具体的かつ適切な計画のため以外にも，評価のためにも必要である。
　栄養アセスメントの手順と範囲は以下のとおりである。
　①健康・栄養状態の課題を抽出し，学習者を仮に設定する。または，学習者を先に設定し，学習者の QOL と社会環境の質または健康・栄養状態の課題を抽出する。
　②行動科学理論やモデル等を用いて健康・栄養状態の現状等について仮説を立てる。
　③仮説に基づき変容をねらう食行動を特定する。
　④健康・栄養状態の現状等と食行動との関連について必要な情報を収集し，仮説を検証する。
　⑤食行動の背景や原因の関係性について分析し，優先順位の特定を行う。
　これらに基づき，学習者を確定，栄養教育目標を設定して，計画を立てることとなる。また，評価においては，目標と対応した項目を用いる。教育計画を立てる前だけでなく，実施中，および終了時に栄養アセスメントを実施し，問題があれば計画を修正する。

（2）栄養アセスメントの方法

1）アセスメント項目の決定

　栄養アセスメントでは，個人の健康・栄養状態等の課題を抽出するだけでは不十分である。健康・栄養状態等の課題の背景にある学習者の行動やライフスタイル，知識・態度・スキル，環境の特徴を明らかにし，かつ，栄養教育の目標設定やプログラム作成に必要な項目をある程度仮説を立てることにより予測し，アセスメント項目を決定することが望ましい。
　必要な項目を予測するためには，既存の行動科学理論やモデルに加え，健康・栄養状態の課題解決のための効果的な栄養教育方法等の最新の科学的根拠を用いて，背景となっている食行動やライフスタイルの成り立ちを整理する必要がある。行動科学理論・モデルを活用する場合は，計画的行動理論（p.14）のように個人的要因に焦点をあてて行動を説明しているものと，環境的要因にも着目したプリシード・プロシードモデル（p.55）のような包括的なモデルを組み合わせて用いることが有効である。

2）アセスメントの種類

　栄養アセスメントには，① QOL 調査，②身体計測，臨床検査（生理・生化学検査），臨床診査のような健康・栄養状態をみるための身体的栄養状態調査，食行動と個人的要因のアセスメントとして，③食事調査，④食行動・食態度に関する食生活調査，食以外の生活習慣調査等があり，環境的要因のアセスメントとして，⑤食環境調査等がある。アセスメント項目にあわせて適切な方法を選択する（表3-2）。

表3-2　栄養アセスメントの項目と種類・方法

項　目			アセスメント項目の例	種類・方法
生活の質（QOL）			健康観，価値観，幸福度	QOL 調査 （質問紙法，二次データ）
健康・栄養状態			身長，体重，BMI，体重変化率，腹囲，体脂肪率，上腕周囲，上腕筋面積，等	身体計測
			血圧，骨量，エネルギー消費量，握力，背筋力，総たんぱく質，血清たんぱく質，血清脂質，ヘモグロビン濃度，赤血球数，ヘマトクリット値，尿たんぱく，血清アルブミン，血糖，総コレステロール，電解質・酸塩基平衡の異常，糖尿病等と関連する指標，食物アレルギー	臨床検査 （生理・生化学検査）
			主訴，現病歴，既往歴，体重歴，家族歴，顔色，爪，毛髪，体温，便通，皮膚の状況	臨床診査 （問診，観察法，質問紙法）
個人的要因	食行動	食べる行動	栄養素摂取量，食品群別摂取量，食品摂取頻度，料理名，調理法，食事区分，主食・主菜・副菜をそろえて食べる行動，欠食の頻度，食事時間，共食状況	食事調査（食事記録法，24時間思い出し法，食物摂取頻度調査，陰膳法）
		つくる行動	調理行動，自炊頻度，中食・外食の頻度，食品入手の状況	食生活調査 （質問紙法，観察法，インタビュー）
		栄養・食情報の受発信	栄養表示利用行動，食事バランスガイドの利用状況，栄養・食情報の入手状況	
	ライフスタイル	個人の知識・態度・スキル	生活習慣病等の知識，主食・主菜・副菜の知識，栄養表示内容の知識，食事バランスガイドの知識，食に関する健康的な行動への意欲，食事づくりに関するスキル	生活習慣調査 （質問紙法，観察法，インタビュー）
		活動能力	握力，開眼片足立ち時間，歩行数，日常生活動作（ADL）指標	
		生活習慣	運動習慣，喫煙習慣，飲酒習慣，睡眠時間，地域活動への参加状況，歯間部清掃用器具の使用状況，健診・検診の受診行動，歩行数等の生活活動，余暇の過ごし方	
		属性	性別，年齢，遺伝子型	
環境的要因	食環境	周囲の人とのかかわり	家族（主食・主菜・副菜の知識，調理行動，世帯の食品購入行動） 学校，職場（学習環境，労働環境，カフェテリアの有無，敷地内の購買店・自動販売機設置状況）	食環境調査 （質問紙法，観察法，インタビュー，メディア記録，地理情報システム（GIS），二次データ）
		食物の入手可能性	糖尿病予防や治療に関する情報源，健康学習や活動の自主グループ数，市販食品や外食メニューの栄養成分表示，保健所・保健センターからの情報提供，飲食店での情報提供 職場での情報提供	
		栄養・食情報の入手可能性	食品の入手場所・方法・自宅からの距離，ヘルシーメニューの提供状況	
	社会・経済的状況		民族，家族構成，教育歴，収入（経済的ゆとり）	
社会環境の質			地理情報，気候・風土，食文化，食料自給率	

（出典　赤松利恵，木村典代編：管理栄養士養成のための栄養学教育モデル・コア・カリキュラム準拠　第9巻 栄養教育論 多様な場での展開と実践，医歯薬出版，2022 を改変）

3）アセスメントの方法

① QOL 調査

QOL は，客観的に評価するものではなく主観的であるため，数値として表すのは難しいが，多くの尺度が開発されている。

QOL を一次元で表す効用値尺度として，EQ-5D（EuroQol 5D）や HUI（Health Utilities Index）等が利用されている。

また，QOL を多次元で表すプロファイル型尺度のひとつに，SF-36（MOS Short-Form 36-Item Health Survey）がある。そのほかに，短縮版である SF-12 や SF-8，改良された SF-36v2 が使われている。これらは，身体機能，日常役割機能（身体），日常役割機能（精神），全体的健康観，社会生活機能，身体の痛み，活力，心の健康の8つの健康概念を測定することにより QOL を評価している。

② 身体的栄養状態調査

[1] アセスメントの機能　　静的アセスメント，動的アセスメント，予後判定アセスメントに分けられる。

　　ⅰ）**静的アセスメント**　　身体計測や血清総たんぱく質のように，比較的代謝回転の遅い指標を用いて，長期的な栄養状態を判定する。

　　ⅱ）**動的アセスメント**　　たんぱく質の栄養状態を予測する窒素出納やエネルギー代謝のように，比較的代謝回転が速い指標を用いて，短期的な栄養状態を判定する。

　　ⅲ）**予後判定アセスメント**　　血清アルブミン，上腕三頭筋皮下脂肪厚，血清トランスフェリン，遅延型皮膚過敏反応の4つの栄養指標を組み合わせて算出する予後推定栄養指数（prognostic nutritional index：PNI）等を用いて，栄養障害の危険度や術後の治療効果を判定する。

[2] アセスメントの実際

　　ⅰ）**身体計測**　　健康・栄養状態を判定するもっとも基本的な方法である。身長，体重，腹囲，体脂肪量，上腕筋囲（上腕筋面積）等の身体計測値と，計測値から算出される BMI 等の体格指数がある（表3-3）。

　　　　・腹囲：空腹時に立位で，呼気の終わりに臍の高さでの周囲長を測定する。

　　　　・体脂肪量：身体に蓄積した体脂肪量を推定する皮下脂肪厚法・生体インピーダンス法，体脂肪の分布を推定する臍周囲測定・コンピュータ断層撮影法（CT スキャン），2種類の異なる波長の X 線を全身に照射し，その透過率の差から身体組成を計測する DEXA 法（dual energy X-ray absorptiometry）等によって測定される。

　　ⅱ）**臨床検査**　　生理学検査と生化学検査がある。

　　　　・生理学検査：人体の機能的変化を評価・判定する方法である。間接熱量測定（間接カロリーメトリー法），血圧測定，骨量測定（X 線単純写真，DEXA 法，超音波法 等）といったものがある。

表3-3　身体計測の指標と判定

項　目		対象・計測・算出式	判定基準
体格の評価	BMI（body mass index）	成人 BMI＝体重（kg）÷（身長（m））^{2}	標　準：22 低 体 重：＜ 18.5 普通体重：18.5 ≦～＜ 25 肥満（1 度）：25 ≦～＜ 30 肥満（2 度）：30 ≦～＜ 35 肥満（3 度）：35 ≦～＜ 40 肥満（4 度）：40 ≦～ （日本肥満学会） BMI 35 以上は「高度肥満」
	標準体重を用いた肥満度（%）	児童生徒 肥満度（%）[1]＝（実測体重（kg）－身長別標準体重（kg））÷ 　　　　　　　身長別標準体重（kg）×100 ＊身長別標準体重（kg）＝a×実測身長（cm）－b 　a，b は，日本学校保健会「児童生徒等の健康診断マニュアル（平成 27 年改訂）」(2015) による係数	やせ傾向：≦－20 高度やせ：≦－30 やせ：－30 ＜～≦－20 普　通：－20 ＜～＜ 20 肥満傾向：20 ≦ 　軽度肥満：20 ≦～＜ 30 　中等度肥満：30 ≦～＜ 50 　高度肥満：50 ≦
	カウプ指数（Kaup index） 　または ケトレー指数（Quetelet index）	乳幼児 体重（kg）÷（身長（cm））^{2}×10^4	や　せ：＜ 15 普　通：15 ≦～＜ 18 過体重：18 ≦～＜ 20 肥　満：20 ≦
体重の評価	標準体重比（% IBW：% ideal body weight）	% IBW＝現在の体重（kg）÷標準体重（kg）×100	軽度栄養不良：80～90 中等度栄養不良：70～79 極度栄養不良：＜ 70
	体重減少率（% LBW：% loss of body weight）	% LBW＝（平常時体重（kg）－現在の体重（kg））÷ 　　　　　平常時体重（kg）×100	（1 か月あたりの体重減少） 軽度栄養不良：＜ 3 中等度栄養不良：3 ≦～＜ 5 極度栄養不良：5 ≦
身長の推定	膝高法	重症患者や寝たきりの人のように立位がとれない場合 膝高（膝からかかと）をニーハイキャリパー等で測定する 　男性　64.02＋（膝高（cm）×2.12）－（年齢×0.07） 　女性　77.88＋（膝高（cm）×1.77）－（年齢×0.10）	
	5 点法	メジャーで5つの部分（①頭の頂点から首のつけ根，②肩から腸骨，③腸骨から大転子，④大転子から膝中央，⑤膝中央からかかと）を測定して合計する	
上腕周囲の算出	上腕周囲長（AC：arm circumference）	利き腕と反対側の上腕背部の中点（肩甲骨の肩峰突起と尺骨肘頭との中点）を通る周囲を，メジャー等で測定する	
体脂肪量の推定	上腕三頭筋皮下脂肪厚（TSF：triceps skin-fold thickness）	AC の測定点から1cm上の皮膚を，脂肪と筋肉を分離するようにつまみ上げ，キャリパー等で測定する 　＊評価指標＝% TSF＝（測定値÷JARD 基準値[2]）×100	軽度の消耗状態：80～90 中等度の消耗状態：60～79 高度の消耗状態：＜ 60
骨格筋量の推定	上腕筋囲（AMC：midupper arm muscle circumference）	AMC（cm）＝AC（cm）－π×TSF（mm）÷10 　＊評価指標＝% AMC＝（測定値÷JARD 基準値[2]）×100	軽度の消耗状態：80～90 中等度の消耗状態：60～79 高度の消耗状態：＜ 60
	上腕筋面積（AMA：midupper arm muscle area）	AMA（cm^2）＝（AMC（cm））^{2}÷4 π 　＊評価指標＝% AMA＝（測定値÷JARD 基準値[2]）×100	

[1] 学校保健統計調査方式
[2] JARD：Japanese Anthropometric Reference Data 2001（日本人の新身体計測基準値）

表3-4　食事調査法の種類と特徴

	調査法	実施上の注意	長所	短所
現在の食事に関する調査法	**食事記録法** ・数日間に摂取した食品や飲み物を，その都度記録する。 ・量をはかる秤量法と概量を記録しておく目安量法がある。	・摂取した食品とその量，食品名，調理方法，目安量を的確に記載できるように，回答者の事前訓練が必要である。	・厳密に行われれば，記録期間中の食物摂取量を正確に把握できる。 ・秤量記録法は，ほかの食事調査法の精度を評価する場合のゴールドスタンダードとなる。	・回答者の負担が大きい。 ・回答者にモチベーションと読み書きが必要なので，子どもや高齢者には難しい。 ・調査日数が少ないと，日常的摂取量に対して妥当性が低下しやすい。 ・調査をすることが事前にわかっていると，食事を変化させてしまうことがあり，通常の食生活が反映されない場合がある。 ・入手した情報をコード化するには手間と人的費用がかさむ。
	写真撮影法（映像記録法） ・器に盛りつけた食品や飲み物を摂取前，摂取後，写真画像として保存する。	・食品や器のサイズ，摂取前か摂取後かがわかるように撮影することや，撮影角度，撮影距離等，回答者の事前訓練が必要である。	・臨床の現場における効果的な栄養指導の手段として活用されている。 ・回答者の負担が軽く，食知識にかかわらず，食事の写真撮影と食品を記載した記録のみで可能である。	・写真画像から食品の重量化を行う段階では，調査者の食品重量の推定能力が必要である。
	陰膳法（材料買い上げ法） ・回答者が摂取した食事と同じものをもう1食分（陰膳）つくってもらい，それを買い上げて，化学分析を行い，摂取量を推定する。	・回答者からありのままの食事を提供してもらえるような配慮が必要である（プライバシーの保護や材料費の支払いをきちんとする等）。	・回答者の記憶に依存せず，食品成分表が有する誤差を解消できるので，精度が高い。 ・ほかの食事調査法の精度を評価する場合のゴールドスタンダードとなる。	・回答者の負担が大きい。 ・調査者の手間と費用，時間が多くかかる。
過去の食事をふり返る調査法	**24時間思い出し法** ・24時間以内に摂取した食事のメニュー，食材，重量を聞き取る。	・誤差を最小限にとどめ，信頼性を高めるためには，調査者の訓練が必須である。 ・思い出しの手助けには，実物大のフードモデルや料理カードを利用する。	・調査者が面接により回答を記録するので，回答者は読み書きを必要としない。 ・回答者の負担が少ない。 ・直前のことを思い出すので，回答者は一般に食事の大半を思い出すことができる。 ・食品を摂取してから行われるので，調査による食行動の変化がない。	・食事は個人内変動（日差）が大きいため，1回のみのデータで個人の日常の食事を把握するのには適さない。 ・調査者の面接技術に依存する。
	食物摂取頻度調査法 ・一定数の食品を列挙した食品リスト用いて，特定期間（1週間，1か月間，1年間等）の各食品の摂取頻度と摂取量をたずねる半定量式と，1回の摂取量（ポーションサイズ）を固定して摂取頻度だけたずねる固定式がある。	・食品リストは回答者や目的に応じて，適切なものを採用する。 ・摂取量については，1回の摂取量（ポーションサイズ）を示して質問する。 ・妥当性が検討されている調査票を使用する。	・回答者の負担が少ない。 ・習慣的な摂取状況を把握できるので，日常的な情報が得られる。 ・思い出しによって過去の食事情報を入手し，最近の食事変化（疾病による変化等）をチェックできる。 ・データ収集と処理の費用や時間が少ないため，大規模な調査（疫学調査）に利用される。	・回答者の記憶に依存するので，不確実なこともある。 ・単一の食品もしくは混ぜ物として摂取される食品について，正確な回答を得ることが難しい。 ・ある集団の食事摂取の量的パラメータを推測するのに適当かどうかは意見が分かれるため，推計される栄養素等摂取量は概算にすぎないことを認識する必要がある。
	食事歴法 ・回答者が通常摂取している食品の目安量や頻度だけでなく，食事様式の情報も得る。	・通常，過去にほかの目的で詳細な食事記録が収集されている人を対象とし，再び調査して食事歴を評価する。 ・必要に応じて，フードモデルや料理カードを利用する。	・食習慣を評価できる。 ・がんの疫学調査等で採用されている。	・回答者の記憶に依存するので，不確実なこともある。 ・調査者の十分な訓練が必要である。

・生化学検査：生体試料を生化学的手法により検査する方法である。生体試料には，毛髪や爪等の組織，汗，脳脊髄液等，多種多様なものがあるが，栄養に関連した検査では，血液，尿を用いた検査が一般的である。

ⅲ）臨床診査　臨床症状を把握するために行う問診や質問紙法，臨床症状の観察等で得たデータを総合して栄養状態を判定することである。問診や質問紙法では，主訴，現病歴，既往歴，治療歴，家族歴，服薬の有無，アレルギー等の把握をする。観察では，視診，触診，聴診，打診等により，各種栄養障害や疾患によって出現する他覚症状を把握する。

③　食事調査

一般的によく使われている食事調査の方法を表3-4に示す。いずれの方法にも長所と短所があるので，栄養教育の目的，学習者の健康状態や能力に応じて，適切な方法を選択する。食事記録法と写真撮影法を組み合わせる等，複数の方法を用いることにより短所を補うことができる。

④　食生活調査，生活習慣調査

健康・栄養の課題を明確にするためには，食行動（食べる行動：いつ，どこで，何を，どのくらい，誰と，どのように食べるか・つくる行動：栄養や食情報の受発信），食に関する個人の知識，態度，スキル，また日常生活動作等の活動能力，運動習慣，喫煙状況等の生活習慣について把握することが欠かせない。これらの調査では，特に行動科学的アプローチにより，自己効力感や行動変容ステージを把握することが重要である。

また，食行動や身体活動状況を把握するうえで，行動記録を行うことも有効である。行動記録は時間，日，週，月といったいずれかの時間軸で設定されるが，どの様式で記録を行うかは，後に行う分析（行動分析）に適したものであることが望ましい。

⑤　食環境調査

食行動やライフスタイルは家庭だけではなく，組織や地域の社会環境の影響を受けていることが多い。したがって，食環境調査は社会環境づくりを行うためにも重要である。

食環境は，食品へのアクセス（自炊，スーパーマーケット，飲食店 等）と，情報へのアクセス（家族，友人，職場，学校，地域，マスメディア，インターネット等）からなる。さらに，食品と栄養・食情報それぞれの入手可能性として，学習者側からのアクセシビリティ（accessibility：利用しやすさ）と，提供者側からのアベイラビリティ（availability：入手しやすさ）とがある。

（3）栄養アセスメントの情報収集

栄養アセスメントの情報収集の方法には，身体計測，臨床検査，食事調査（秤量法・陰膳法）のような実測法のほか，質問紙法（自記式・他記式），インタビュー（個人面接・集団面接），観察法，二次データの利用等，さまざまなものがある。多くの

情報の中から信頼できる適切な情報を効率よく選択し，活用することが必要である。

また，二次データの利用以外の情報収集法については，事前に本人または保護者の了解を得るとともに，情報の保護と守秘義務を遵守する。

1）実 測 法

実態をよく把握できるが，測定のための機器や場所，費用が必要となる。また，採血のように侵襲を伴う場合は，医師の指示が必要である。他職種との連携によって必要な情報が得られるようにすることが重要である。

2）質 問 紙 法

調査票（アンケート用紙）を用いて調査する方法である。対象者が直接記入する自記式と，調査者が質問しながら記録する他記式がある。自記式には，記入したものを郵送してもらう郵送法や，後日回収する留め置き法，ICT（information and communication technology：情報通信技術）を用いて回答を送ってもらうインターネット法等がある。他記式には，面接聞き取り法，電話調査法等がある。

長所は，長期にわたる調査が可能な点である。注意点は，調査票は必要な情報のみ得られるよう項目を厳選し，記載・集計がしやすいものとすることである。

3）インタビュー

① 個人面接法

ある目的のために調査者が対象者と直接話をして情報を得る方法で，通常，1対1で行われる。一定の質問に従って面接を進めながら，対象者の状況や回答に応じて調査者が何らかの反応を示したり，質問の表現，順序，内容等を状況に応じて変えたりできる半構造化面接が一般的である。集団面接法に比べ，対象者の詳細な状況を把握できるが，時間，費用，労力がかかる。

また，他人に知られたくないプライベートな問題に立ち入られる，他人を意識しての反応の歪みがない等の特徴がある。しかし，調査者が対象者に対して予備知識があると，偏見をもったり，質問に対する反応を予測したりする可能性がある。その結果，調査者の都合のよいように質問をしたり，対象者の回答を都合よく解釈したりすることが起こり得る。

② 集団面接法

複数の対象者を同一の場所に集め，自由に発言させて情報を得る。グループ内での対人・集団行動がわかる，他人と比べての相対評価ができるというような特徴がある。

③ フォーカスグループインタビュー

社会調査技法のひとつである。特に意見を聞いてみたい，情報を把握したい，特定の集団のことをフォーカスグループという。通常6～10人程度を同一の場所に集めて，聞きたいことを徹底的に聞き，話したいことを徹底的に話すという方法である。発言内容を録音等で記録した後，逐語記録を作成し，分析を行う。集団のニーズや考えていること等の実態が把握でき，分析結果より質問紙調査票を作成することもあ

る。短時間で結果は集まるが，ファシリテーター（p.34）の熟練が求められる。

4）観 察 法

　対象者の身体状況や行動を観察して，客観的に評価する方法であり，問診や食行動観察（例えば，学校給食で，ある児童が嫌いなおかずを残したときに，周りの児童も同じように残しているところを観察すること等）がある。また，観察結果を数量で表す定量式観察法と，文章で表す定性的観察法がある。

　長所として，誰が観察しても結果が同じ正確性がある等の客観性があり，コストが低いこと等があげられる。問題点は，必要な情報が得られるとは限らないことである。また，対象者が観察されていることを意識すると適切なデータが得られないので，できるだけ自然な行動をとれる場を準備するように配慮が必要である。

5）二次データの利用

　調査者が，質問紙法や面接法等で直接得たデータを一次データといい，すでに他者により得られた調査データを二次データという。

　二次データには，既存資料として，学会誌や専門書，政府刊行物の国民健康・栄養調査，国民衛生の動向，家計調査年報，食料需給表，学校保健統計等がある。これらは，そのデータを得た条件や背景をしっかり把握しておかないと，比較利用に適さない場合があるため注意が必要である。また，そのほかにインターネットを用いた視聴覚情報，講演会等の言語情報もある。情報の所在を効率よく知ることができるが，その選択と信頼性には十分な注意が必要である。

▌（4）課題の抽出と優先順位の特定

　健康・栄養状態等の課題を抽出する場合の視点は，①危険度・重篤度が高いものは何か，②その中で早い改善が要求されている課題は何か，③その課題に影響を及ぼしていると思われる栄養・食生活の問題は何か，④根本的な問題は何か，である。

　図3-2は，「健康日本21（第三次）」での健康寿命の延伸・健康格差の縮小と栄養・食生活の目標（変容を目指す課題）との関連を示したものである。

　抽出した，変容を目指す課題の中でも，より重要度が高く，より改善可能性の高いものから優先的に取り組んでいく。この優先順位の特定までをアセスメントという。

　学習者が個人の場合は，学習者自身が意思決定し，優先順位を決める。集団の場合は，地域，年齢，性別，職業，社会的立場等，できる限り集団の代表的意思が反映されるような下位集団を対象として，どの要因，どの行動を扱うかを決定していく。

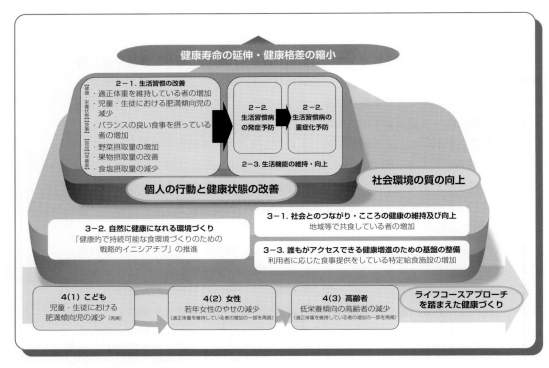

図3-2　「健康日本21（第三次）」における栄養・食生活の目標の関連
（出典　厚生労働省：健康日本21（第三次）のための資料（その1），2023）

❸ 栄養教育の目標設定

▌（1）目標設定の考え方

　国や地域の計画を立てる場合に，プリシード・プロシードモデル（p.55）を用いられる場合が多く見受けられる。これは，基本的にはPDCAサイクルに準じた評価法で，公衆栄養活動展開のためのモデルである。地域における健康・栄養活動（健康づくり）は，すべての住民に直接かかわる課題であり，広く住民参加のもと，地域の現状・特性を踏まえた計画づくり，施策の展開を行う必要がある。そのためには公衆栄養マネジメントサイクルを活かした公衆栄養活動の計画策定と展開が重要であり，「計画の策定（plan）」はもっとも重視すべきプロセスである。これは，社会ニーズの把握，課題の抽出，優先順位の決定後，目標を設定，計画づくりに必要な社会資源の選定，適正配分，次いで実施方法，評価方法を決定する過程である。

　この分野のみならず，ヘルスプロモーションの計画，実施，評価の過程からなるマネジメントサイクルに基づいていることから，最近では，この戦略をモデルとして健康教育の計画を策定する際に不可欠なモデルとされる。

　集団栄養教育においては，問題行動をもたらす要因を，プリシード・プロシードモ

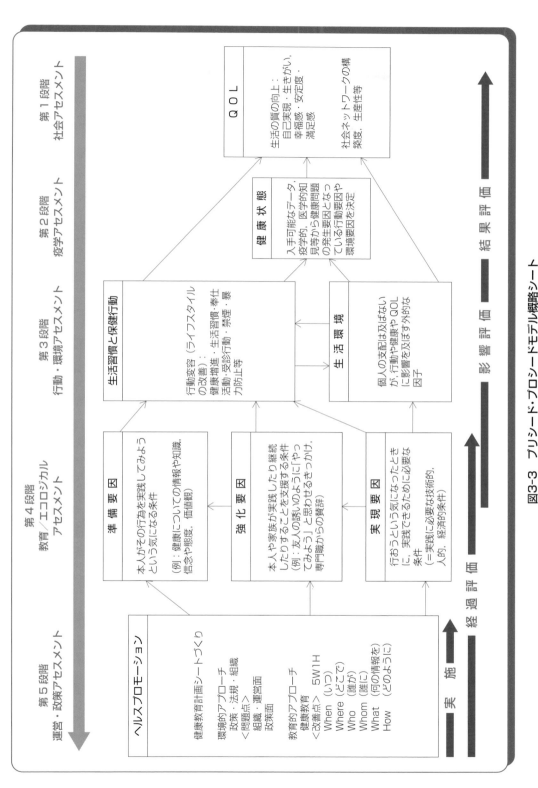

図3-3 プリシード・プロシードモデル概略シート

(出典 吉川栄悦子、大津一義：PRECEDE-PROCEED Model に基づく肥満予防のための健康教育カリキュラム開発のあり方．順天堂大学スポーツ健康科学研究 7, 24-38, 2003. を著者改変)

デルの枠組みに基づき環境要因を含めてアセスメントし，その結果に基づいた目標設定を考えることができる。

図3-3に示す例で，プリシード・プロシードモデルの肥満予防教育のカリキュラムづくりがある。これは，ある地方自治体の「健康対策委員会」の構成メンバーである養護教諭14人と保健師3人の計17人の専門職を対象に，肥満予防教育のカリキュラムの前提としてのニーズアセスメントの実習の実施を示したものである。第1段階から第4段階では，肥満予防のための教育内容に対する専門職のニーズを診断するためにプリシード・プロシードモデルのワークシートを用いている。これを基に，以下を考えるものとする。

1）行動や環境に影響を及ぼす要因

対象となる，個人や集団が好ましい生活習慣を身につけるために必要な要因，準備要因，強化要因，実現要因について（p.56），現状の分析（教育／エコロジカルアセスメント）を行う。その結果をもとに目標を設定し，教育的・環境的に展開する（図3-3）。

準備要因：健康についての情報や知識，信念や態度，価値観等の現状。その結果に応じて，学習者が行動変容の有益性や重要性等に気づくような，動機づけに関する支援を計画する。

強化要因：周囲の者や専門職からのサポートの現状。その結果に応じて，変容をねらう行動を実践できたり，実践しようとしたりしているときに好ましい刺激を付与する支援を計画し，その行動を維持できるようにする。

実現要因：行動を実践するために必要な周囲の環境，施設や設備，本人のスキル等の現状。その結果に応じて，施設整備や支援者養成等の環境づくり，学習者の自己効力感を高める支援を計画する。

2）目標設定の意義と方法

目標と評価は対応しているため（図3-4），目標を設定する時点で評価計画をつくる。

目標の設定では，栄養教育を実施する理由と，プログラムの具体的な展開方法を明確にする。それは，対象者が「どのような場面」において「どのような行動」を起こせるようになるのか，といったプログラムの構想を示すことである。目標を設定する際には，教育者が対象者に期待する行動を対象者と共有する（図3-5）。行動変容の結果を検証し評価する過程も必要である。目標を作成する際には，教育プログラム全体を通じた実施の可能性と予算について十分な考慮が必要である。栄養教育プログラムを効果的に運用するために必要な目標設定の要点は，教育者側の視点と対象者の視点と両者にまたがる（図3-6）。

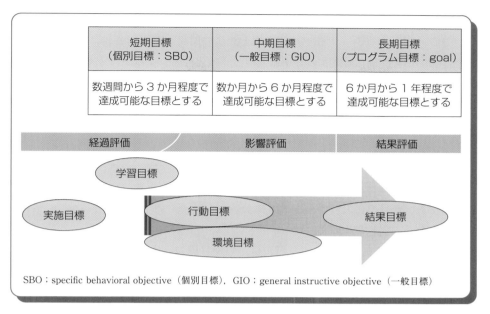

短期目標 （個別目標：SBO）	中期目標 （一般目標：GIO）	長期目標 （プログラム目標：goal）
数週間から３か月程度で 達成可能な目標とする	数か月から６か月程度で 達成可能な目標とする	６か月から１年程度で 達成可能な目標とする

SBO：specific behavioral objective（個別目標），GIO：general instructive objective（一般目標）

図3-4　目標と評価の関係

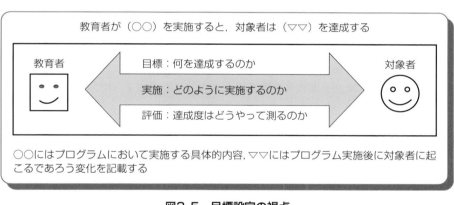

教育者が（○○）を実施すると，対象者は（▽▽）を達成する

○○にはプログラムにおいて実施する具体的内容，▽▽にはプログラム実施後に対象者に起こるであろう変化を記載する

図3-5　目標設定の視点

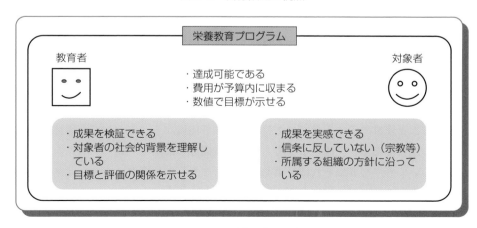

図3-6　目標設定の要点

3) プリシード・プロシードモデルに対応した考え方

　プリシード・プロシードモデルと目標と評価の関係から（図3-3），このモデルの経過評価・影響評価に対応する「準備要因」，「強化要因」ならびに「実現要因」に相当する項目は「短期・中期目標」，影響評価と対応する「行動と生活習慣」と「環境」は「中期目標」，「結果評価」と対応する「健康状態」と「QOL」は「長期目標」にそれぞれ相当すると考えられる。

▌（2）栄養教育における目標の種類

　栄養教育プログラムにおける目標には，達成期間に焦点をあてた目標と，観測地点に焦点をあてた目標に大別できる（図3-4）。

1) 達成期間で設定する目標

　栄養教育プログラムを実施する際には，短期目標の達成を目指し，順次，中期目標，長期目標（プログラム目標）の達成を目指す。これらの目標を設定する場合には，実施とは逆に長期目標から明確に設定する。

　　① **短期目標**　　実行可能な教育目標を，複数設定する。設定した当日から測定可能かつ達成できるような数値目標を作成する。スモールステップ法（p.18）を活用し，短期目標を達成して自己効力感を高める。

　　② **中期目標**　　短期目標を定着・維持した後に達成できる目標とする。数値を設定する等，測定可能な目標とする。中期目標は，短期目標と長期目標の仲立ちとなるもので，プログラムの進行度合いを考慮し，場合によってはプログラム実施中に再設定する等，柔軟に対応する。

　　③ **長期目標**　　短期・中期目標を達成した後に得られる結果を目標とする。プログラム目標あるいは最終目標ともいう。QOL の向上や健康状態の改善に関する目標とする。

　なお，期間別目標における中期・長期目標は，プログラムの規模・内容によってはどちらとも解釈することができる。

2) 観点別に設定する目標

　それぞれの個別目標は，プログラム目標と大きく関連し，プログラム目標達成のための目標として設定する。そのため目標設定は，結果目標（プログラム目標）をはじめに設定する。

　　① **実施目標**　　栄養教育プログラムの実施のために必要な目標をさす。すなわち，実施目標を達成することでプログラム実施が可能になる。主として，運営面についての項目である。実施する場所・回数・時間等の設定や，スタッフ等の人的資源についても，必要であれば目標を立てる。また，参加者がいなければプログラムは成立しないので，目標とする参加者数についても設定する。

　　② **学習目標**　　栄養教育の目標は，対象者が適正な生活習慣をもてるように行動変容を行うことである。学習目標とは，その行動変容に影響する学習者における

知識，態度，スキル（訓練や教養により獲得する技術・能力）の目標をさす。知識が身につくと，態度の変化につながる。態度とは，意識・考えが立ち居振る舞いに現れることである。さらに，適正な食生活に関するスキルをもつことで，行動変容につながる。

③ 行動目標 　学習目標を達成することにより，実際の行動を理解することができる。行動目標では，具体的な行動を「何を，どれくらい，いつまでに」達成すればよいのかを設定する。成功体験が得られるように，実施可能な目標を設定する。失敗を体験すると，対象者は自己嫌悪に陥り，やる気をなくす。自己効力感を高めることを意識した目標を設定しなければならない。この時期は重要なターニングポイント（転換期）であるため，行動目標は慎重に設定すべきである。

④ 環境目標 　行動変容を目標とした栄養教育プログラムでは，環境の整備が必要である。環境には，個人の努力では変化を望めないものがある（例えば，空気の成分，水 等）。しかし，対象あるいは教育者側の努力により変更できる環境も存在する。後者に働きかけるのが環境目標である。身近な生活環境，社会環境を適正な方向へと導くための目標を設定する。家庭，所属する組織（会社，学校等），地域等，それぞれの場所において実行できる目標を設定する。

⑤ 結果目標 　栄養教育プログラムの成果の達成度をみる目標である。主として，学習目標・行動目標の達成により到達する最終目標である。

目標の種類と例を表3-5に示す。

表3-5　栄養教育プログラムの種類と目標例

目　標	対象項目と要点	例
実施目標	・プログラムの実施回数・時間・場所の設定 ・運営スタッフ・機材・資料の確保 ・参加人数	・1か月に1回以上開催する ・専従スタッフ2名を確保する ・プロジェクターとパソコンを確保する ・のべ参加人数を60名以上とする
学習目標	・対象者の知識・意識・意欲 ・態度・スキル	・健康と体重の関係を理解する ・ラジオ体操に意欲的に取り組む ・簡単な運動スキルをもつ
行動目標	・食行動の変化 ・生活習慣の変化	・揚げ物は1週間に2回までとする ・毎日，駅まで15分歩く
環境目標	・食環境の改善 ・対象者の行動変容の支援 ＊教育者，教育機関の視点を取り入れた目標を設定する	・家族全員で揚げ物の回数を減らす（家庭） ・社員食堂で低エネルギーメニューの販売を働きかける（組織） ・朝食を提供している店を探す（地域） ・行政主催の肥満予防教室に参加する（地域）
結果目標	・評価指標の変化（体重，血圧 等） ・QOL の向上	・減量して健康な毎日を送る

3）プリシード・プロシードモデルに対応した考え方

　達成期間で設定する目標については，先述の栄養教育の目標設定に示した。次に観

点別に設定する目標については，プリシード・プロシードモデルと目標と評価の関係から，このモデルの経過評価に対応する「実現要因」に相当する項目は「実施目標」に，「強化要因」と「準備要因」，および「実現要因」のうち，本人のもつ技術については「学習目標」に，影響評価と対応する「環境」は「環境目標」に，「行動と生活習慣」は「行動目標」に，「結果評価」と対応する「健康状態」と「QOL」は「結果目標」にそれぞれ相当すると考えられる。

❹ 栄養教育計画の立案

（1）栄養教育プログラムとカリキュラム

1）栄養教育プログラムの作成

対象者をアセスメントし実態とニーズの把握を行って，抽出された課題を解決するための計画を立案する。対象者のおかれている社会的背景を考慮して，行動変容が習慣化していけるように計画を立案する。栄養教育プログラムはマネジメントサイクル（PDCAサイクル）に従って実施する。栄養教育プログラムを作成する際には，6W3H1Fを明確にして計画する（表3-6）。

2）栄養教育とカリキュラム

栄養教育を実施するための計画を具体化したものがプログラムである。一方，カリキュラムとは，主に学校教育で用いられる教育用語である。厳密に両者を区別するこ

表3-6　教育プログラム作成における6W3H(2H1B)1Fの視点

要　素		例
What	何をするか，何をしているか，何がしたいか	高血圧予防について健康教室を開催したい。
Where	どこで実施するか	公民館で実施する。
When	いつから実施するか，いつまで実施するか	4月から7月まで（月に2回）実施する。
Who	誰がするか，誰かできる者はいるか，誰とするか	教育者（管理栄養士）が，食生活改善推進員と行う。
Whom	誰を・誰に・誰のために実施するか	S市住民のために実施する。
Why	なぜか，理由はなにか	医療費削減のため。
How to	どのようにするか，どの方法を用いるのか	料理教室を開催する。
How much (budget)	経費はいくらか，いくらまで計上できるか	5万円の予算を計上できる。
How many	何人を対象とするのか	延べ60人を対象とする。
Future	これを行うと未来はどうなるのか	高血圧ハイリスク者が減少する。

表3-7　スコープとシークエンス

指　標	日本語訳	要　点	方　向
スコープ	「領域」「範囲」	教える内容，教える領域	横
シークエンス	「系列」「配列」	年次系列，教える順番	縦

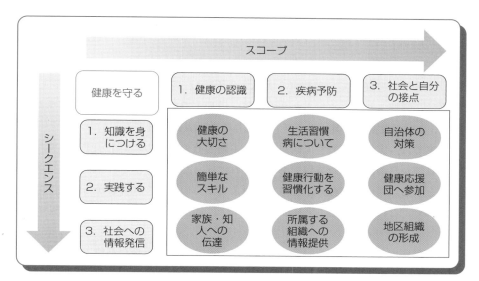

図3-7　カリキュラムにおけるスコープとシークエンスの配置図

とは困難であるが，プログラムは全体計画，カリキュラムはそれを細分化・具体化したものと考えると理解しやすい。

　カリキュラム"curriculum"は，ラテン語の語源で"走る路"，"走ること"を意味しており，栄養教育を実施するにあたって具体的な進路（道筋）を示したもので，「教育課程」と訳される。現在でも「curriculum vitae（履歴書）」という言葉に示されるように，教育における過程＝道筋の意味をもっている。栄養教育におけるカリキュラムでは，対象者が個別目標を達成し，一般目標，結果目標に近づくための具体的な計画をさす。カリキュラムはPDCAサイクルに従って実施することで成果が上がる。

　カリキュラムを作成する際には，スコープ（scope：横方向）とシークエンス（sequence：縦方向）の2つの代表的な指標が用いられる。スコープはカリキュラムが実施する教育内容の範囲を示すもので，シークエンスは教育内容をどのような順番で実施するかを示すものである（表3-7）。スコープとシークエンスが交差するところに，単元・授業（クラス）が配置される（図3-7）。

　なお，カリキュラムには，学校等で用いられる期間別カリキュラム（年間，月間，週間）と，医療施設等で用いられる課題別カリキュラム（糖尿病，メタボリックシンドローム 等）がある（表3-8）。

表3-8　糖尿病カリキュラム（課題的カリキュラム）の例

回	テーマ	形　態	担当者	時間(分)
1	メタボリックシンドロームを学ぼう	講義	医師・管理栄養士	60
2	生活習慣と体調管理の実際について	講義	管理栄養士・看護師	60
3	食習慣と食事内容を見直そう	講義・演習	管理栄養士	60
4	低エネルギーメニュー調理実習	実習	管理栄養士	90

3）栄養教育と指導案

　カリキュラムに従って栄養教育を実施する際には，各回の学習指導案を作成する。指導案は，学校における1回あたりの授業シナリオである。栄養教育プログラムにおいては，1回の教室（授業・クラス）あたりの進行表に相当する。

　指導案では，実施する教室1回あたりの主題とその設定の理由を示す。通常は対象者の背景等から抽出された課題であり，それに伴った目的が示される。時系列的に実施内容を示し，用いる媒体，予想される対象者からの質問，教育者からの発問等も記入しておく。これらを的確に記入しておくことで，円滑なプログラム運営が実施できる。

4）栄養教育と行動科学理論・モデル

　ある人が健康を手に入れたいと願う場合，それまで続けてきた不健康な習慣行動を変えて，健康行動を起こすことが必要である。行動変容は多くの疾病治療や予防行動に欠かせない。そのため，行動変容に関する理論とモデル（p.3〜23）を取り入れた栄養教育を実施して，効率よく行動変容を進める（図3-8）。

　それぞれの理論やモデルには長所と短所があり，対象者に特定の理論あるいはモデルのみをあてはめて，栄養教育を進めることは適切ではない。そのため，対象者の属

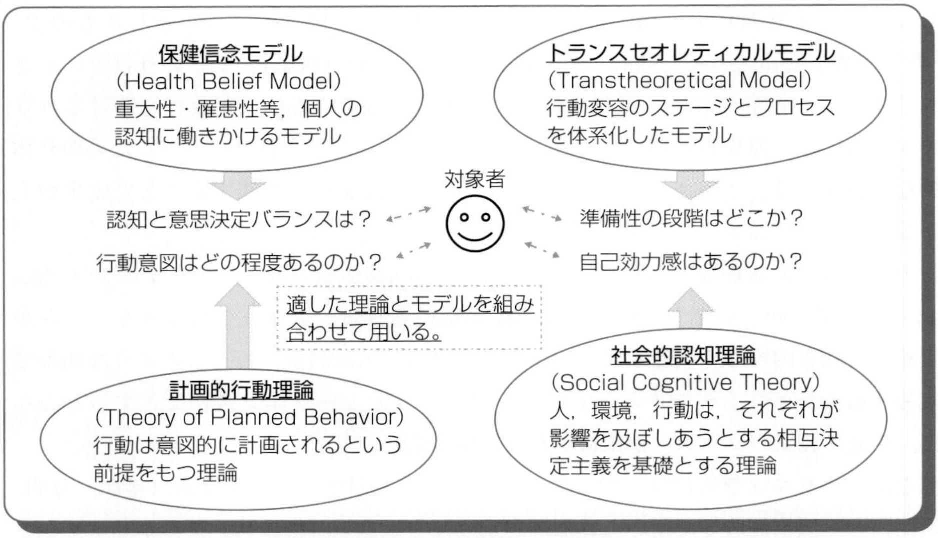

保健信念モデル
(Health Belief Model)
重大性・罹患性等，個人の
認知に働きかけるモデル

トランスセオレティカルモデル
(Transtheoretical Model)
行動変容のステージとプロセス
を体系化したモデル

対象者

認知と意思決定バランスは？　準備性の段階はどこか？

行動意図はどの程度あるのか？　自己効力感はあるのか？

適した理論とモデルを組み合わせて用いる。

計画的行動理論
(Theory of Planned Behavior)
行動は意図的に計画されるという
前提をもつ理論

社会的認知理論
(Social Cognitive Theory)
人，環境，行動は，それぞれが
影響を及ぼしあうとする相互決
定主義を基礎とする理論

図3-8　栄養教育と主な行動科学理論・モデルの関係

保健信念モデル
㋭ 高血圧だった同年齢の友人が脳卒中になった。片麻痺が残って大変だ。
㋹ 疾病への恐れを感じているので，意思決定バランスのメリットを高める。

トランスセオレティカルモデル
㋭ このままでは体調が悪くなる。生活習慣を変えたいと思っている，今は何もしていない。
㋹ 「関心期」に応じたプロセスで働きかける。

対象者

Aさん（男性，45歳 既婚，会社員）
170 cm，80 kg，高血圧。医師から減量の指示が出ている。

計画的行動理論
㋭ 妻が減量してほしいと望んでいるし，自分も取り組みたい。妻が協力すると言っている。
㋹ 「主観的規範」「行動コントロール感」が高い。行動変容の可能性あり。

社会的認知理論
㋭ 同僚がジムに通って減量できた。やせれば血圧が下がるし，病気のリスクも下がる。
㋹ モデリングを実施しており，結果期待も高い。自己効力感を高める働きかけをする。

㋭：対象者の考えと行動　　㋹：栄養士のアセスメントと計画

図3-9　栄養教育に行動科学理論・モデルを応用した事例

性と対象者を取りまく社会的状況を考慮し，複数の理論とモデルを組み合わせて栄養教育を実施する（図3-9）。

（2）栄養教育で扱う内容

　栄養とは，栄養素を含む食品の摂取から排泄までのすべての流れをさす。栄養の分野に含まれる内容は，幅広く奥が深い。栄養教育では栄養素を含む食品と調理，さらには料理の摂取から咀嚼・嚥下，体内における消化・吸収，排泄まで，すべての段階を含む。これらの各対象，各段階について栄養教育を実施する際には，対象者のニーズと状態を十分に確認する（p.91）。図3-10に各段階における栄養教育の内容例を示した。

（3）対象者（学習者）の決定

　栄養教育の対象となる対象者（学習者）は，「栄養教育を必要とする」個人または集団であり，スクリーニング（screening：選定）を行って決定する。栄養教育の目的は，ある個人の健康の保持・増進，QOLの向上を通して，社会全体の健康を追求することである。そのことから栄養教育の実施においては，対象者当人だけではなく，その対象者を取りまくすべての人を視野に入れる（図3-11）。

（4）期間・時期・頻度・時間の設定

　保健センター等における公衆栄養プログラムは，自治体により取り組みが異なるため，栄養教育の頻度も各自治体の健康増進政策や予算に応じて異なる。1か月から数

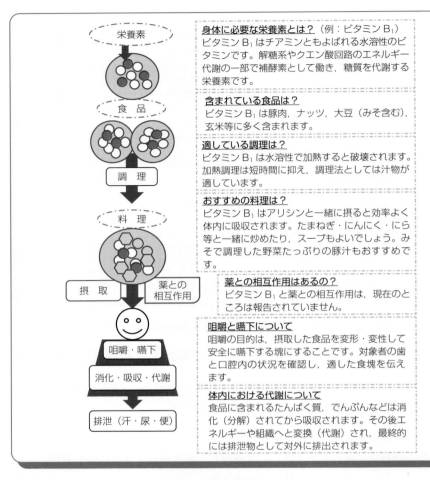

図3-10　栄養教育で扱う内容と段階

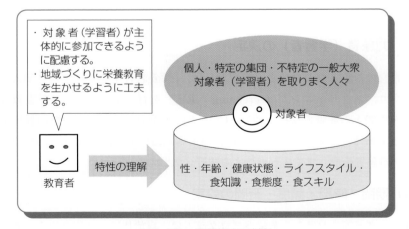

図3-11　栄養教育の対象

「血圧が高くても症状がないから大丈夫」と思っていませんか。
放置すると動脈硬化が進行し，脳卒中や心疾患，慢性腎臓病等の重
大な病気につながります。この機会に日常生活を見直してみません
か。実際に実習で調理したメニューを試食してもらいます。
日　　時：令和〇年〇月20日（水曜日）
　　　　　午前10時00分～午後1時15分
場　　所：A町保健センター
内　　容：講義「高血圧について学ぼう」（保健師）
　　　　　講義「高血圧を予防する食事のコツ」（管理栄養士）
　　　　　実習「自宅で手軽に高血圧予防メニュー」（管理栄養士）
　　　　　講義と実習「歯周病予防と歯磨き」（歯科衛生士）
対　　象：40歳以上（A町在住またはA町在勤の方）
定　　員：先着25人
料　　金：無料
持 ち 物：筆記用具，エプロン，三角巾（ハンカチ可），ふきん，
　　　　　歯ブラシ
申込期間：〇月〇日（火曜日）より定員になり次第終了
申込方法：保健センター保健係（電話可）

図3-12　A町保健センターにおける高血圧予防教室開催の通知

か月の期間で，1～4回程度を実施する場合が多い（図3-12）。基本的には一般市民
等の不特定の健常者を対象として，疾病予防の観点からポピュレーションアプローチ
（p.146）を実施する。プログラムは，対象者の背景を理解し，マネジメントサイクル
に従って実施する。

　一方，病院や介護の現場では，栄養指導として社会保険診療報酬に従って実施され
る。入院中であれば1週間に1回，合計2回までとなり，外来であれば初回月2回，
以降月1回の栄養指導が保険適用内で実施できる。限定された期間内に，相手の食習
慣の中で改善すべき課題をみつけ，現状よりもよりよい状態となることを目指す。ま
た，特定保健指導では階層化の結果に応じて，異なった回数の栄養教育を行う。

　いずれの栄養教育においても，対象者の抱える課題に応じた期間，時期，頻度，時
間を設定する。期間があらかじめ決まっている場合には，エンドポイント（長期目
標）を設定し，それに応じた期間別目標を割りあてる。その際には，対象者の行動準
備性を確認し，教育に適した時期を選択する。

（5）場所の選択と設定

　対象者が個人あるいは集団なのかにより，栄養教育を実施する場所は異なる。個人
を対象とした栄養指導の場合には，病院または施設の栄養指導室で実施される場合が
多い。病院では入院患者のベッドサイド，透析患者では透析時間を利用した透析室で
の栄養指導も行われている。集団を対象とした栄養指導では，多人数が収容できる広
さの研修室，教室，講堂，体育館のような場所で実施する。対象者の参集には，利便
性のよい場所が望ましいが予算にも配慮する。

　栄養教育・栄養指導を行う空間は，非言語的コミュニケーションにあたる。そのた

め，対象者が集まる場所や栄養指導室等においては，対象者が居心地よく感じられるよう，清潔に整える。照明や外光，室温や換気，インテリア等にも留意する。対象者に提示する資料や媒体（例：フードモデル等）をそろえておく。指導中にほかの部屋へ媒体を取りに行くため離席してはならない。栄養指導室の名称として，温かみのある親しみやすいもの（例：健康のお部屋）をつけるのもよい。

▌（6）実施者のトレーニング

1）学会認定の資格

　管理栄養士は，高い専門性が求められる技術職である。栄養・食に関する専門職（professional）として，さまざまな問題解決能力が求められる。国家資格としての管理栄養士のほか，学会認定資格がある。学会や機構等が，認定制度を設けて管理栄養士としての実務経験に加え，指定された講義あるいはプログラムの受講，専門レポートの提出，試験等を経て認定される資格である。多くの認定資格は，5年の更新制度を取り入れ，専門性の担保を行っている。国家資格である管理栄養士取得後に，自己研鑽で学ぶことも必要である。OJT（on the job training：実務を通じた教育）に加えて，Off-JT（off the job training：実務時間外を利用した教育）を通じた多くの学会，研究会，勉強会を活用して，自ら学ぶ姿勢をもち続けることが必要である。主なものを以下にあげた。

- ・日本糖尿病療養指導士：日本糖尿病療養指導士認定機構による認定資格。糖尿病治療に大切な自己管理（療養）を患者に指導する医療スタッフとして機構が認定する。
- ・病態栄養専門管理栄養士：日本病態栄養学会による認定資格。臨床における栄養状態の評価，栄養補給，栄養教育等の栄養管理能力を有する管理栄養士に対して学会が与える。
- ・NST（栄養サポートチーム）専門療法士：日本栄養治療学会による認定資格。最良の栄養療法を提供するために編成されるNSTの一員となる。管理栄養士，看護師，薬剤師等の国家資格保有者が取得できる。
- ・NSTコーディネーター：日本病態栄養学会による認定資格。NSTに関する高次なレベルの知識と技術を修得して，NSTをコーディネートすることができる管理栄養士に与えられる。
- ・静脈経腸栄養（TNT-D）管理栄養士：日本栄養士会が認定する6つの特定分野管理栄養士のひとつ。経腸栄養管理や静脈栄養管理を含めた総合的な栄養管理の実践力を身につけた管理栄養士に与えられる。

2）コンピテンシー

　コンピテンシー（competency（名詞））は，日本語で「適格性」と訳す。形容詞（competent）が「有能な」という意味であることから，「仕事を任せられる」につながる。このことから，コンピテンシーは「職務で一貫して高い業績を出す人の行動特

性・行動様式」とされている。ある人が行動を起こせば，それにつながる結果が生じる。すなわち，コンピテンシーは，成果を生み出す行動から，その背後にある特性を見抜き，その行動特性であるコンピテンシーを「教育・育成・評価」に生かすことを目的としている。このような行動は結果として，組織全体の活動スキルを高める。

コンピテンシーの特徴的な点は，個人の特性が「行動」となって現れ，必ず結果や成果に結びつくことである。そのため，管理栄養士として自分に必要なコンピテンシー（職業意識，専門知識，倫理観，研究スキル，マネジメントスキル，問題解決スキル等）を身につけることが必要である。

3）コミュニケーション，プレゼンテーション技術 等

管理栄養士は，栄養教育を通じて相手の不適切な食行動を変容させなければならない。この際にはカウンセリングマインドを活用し，相手の話を気持ちのままに聴き取り，同時に自分の思いや考えを相手が理解できるように伝えなければならない。そのためには十分なコミュニケーションスキルが必要である。また，栄養情報の作成・利用の両面から，正しい情報発信が求められる。その際には，パソコン，ポスター等を用いたプレゼンテーション（表現）スキルが求められる（p.87 参照）。

（7）学習形態の選択

1）個別教育と集団教育

栄養教育の方法には，個人と集団それぞれに対応する教育方法として，個別教育と集団教育がある。教育方法の特徴を把握し，教育プログラムの作成段階において，対象者（学習者）の特性に適した有効な教育方法を選択する。

個々に異なる症状や疾病をもつ傷病者を対象とする病院・診療所等では，通院や入院患者を対象に個別栄養教育を実施する場合が多い。一方，抱える問題や課題に偏りの少ない健常者を対象とする保健所・保健センター，事業所，学校，保育所等では，集団栄養教育を実施する場合が多い。また，場合によっては，2つの教育方法を組み合わせて用いることで，それぞれの短所が補える。個別教育と集団教育の長所と短所を表3-9に示した。

表3-9　個別教育と集団教育の特徴

	個別教育	集団教育
長所	・対象者個々の特性（理解力，知識力，関心度，生活状況等）に対応できる。 ・対象者が意見や意思を教育者に伝えやすい。 ・対象者の進度にあわせて栄養教育が実施できる。	・一度に多人数を対象にした教育が可能である。 ・個別教育に比べ，時間や労力が少なく，経費が少ない。 ・集団による相互依存関係から生じるグループダイナミクス（集団力学）効果が得られる。
短所	・時間や労力がかかり，経費が高い。 ・教育者のもつ知識や人柄に対象者が影響されることがある。	・対象者個々の特性に対応しにくい。 ・対象者の特性にばらつきがある場合，教育効果が上がりにくい。

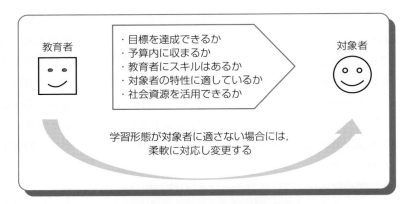

図3-13　学習・教育形態選択の視点

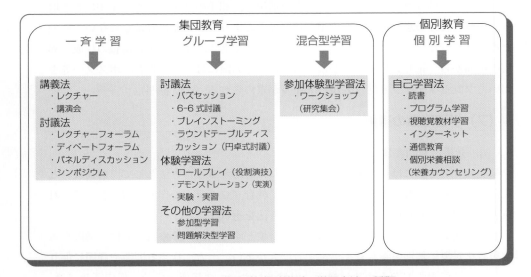

図3-14　学習・教育形態別の学習方法の種類

　　対象者の長・中期目標を達成するために，実践しやすく効果も得やすい短期目標の設定が重要となる。短期目標の種類（学習目標，行動目標，環境目標）に加え，対象者の人数，教育者の能力や人数，教育の時間・回数・期間，実施場所，費用等の諸条件も考慮する。学習・教育形態を選択する際には，短期目標の種類が，①知識や技術を習得するのか，②問題・課題の解決か，③行動や態度の変容か，に着目する。学習・教育形態の選択にあたっては，多種ある学習方法のうち対象者のもつ知識，学習の進度にあわせて複数の方法を組み合わせる（図3-13）。

　　学習・教育形態が個別か集団かによって，適用する学習方法は異なる（図3-14）。学習形態の種類は，個別教育の学習形態は個別学習であり，その方法として自己学習法がある。一方，集団教育には一斉学習，グループ学習および，一斉とグループの混合型学習があり，それぞれに特徴がある。

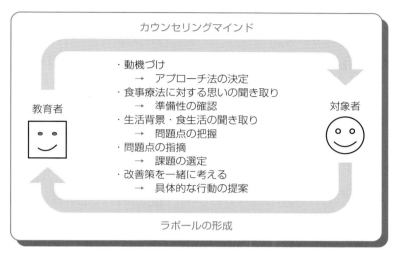

図3-15　個別教育の視点とカウンセリングマインド

2）個別学習形態と方法

　個別教育では，対象者個々の特性やニーズに合わせた学習形態が用いられ，その方法として自己学習法がある。読書，プログラム学習，視聴覚教材学習，インターネット等の教材や媒体を活用して，対象者が自分の能力や資質にあったペースで，知識や技術の習得・定着を図ることができる。

　また自己学習法であっても，通信教育における双方向型の学習法を活用すれば，教育者へのフィードバックが可能となる。さらに，病棟訪問や家庭訪問なども含めた個別栄養相談や栄養カウンセリングのように，対象者と教育者が直接面談をする方法では，単に知識の習得・定着だけでなく，対象者の取り組みを支援する問題解決型の自己学習法が用いることができる（図3-15）。

3）集団学習形態と方法

　集団教育においては，対象集団の特性を十分把握して，学習形態や方法を選択する。集団教育における各学習方法の具体的な特徴を，表3-10，3-11，3-12に示した。

① 特定集団と不特定集団

　集団は，年齢，性，身体的・精神的状況，生活・社会環境等の特性によって分類された特定集団と，一般市民のような不特定集団に分けることができる。

　1 特定集団　　性・年齢別，ライフステージ別，ライフスタイル別，健康状態別，施設別等の属性によって分類できる。対象者のニーズにあった学習目標や内容の設定，学習方法の選定がしやすく，比較的高い教育効果が期待できる。対象集団の特性と対応する教育テーマの例を以下にあげる。

　・「園児とその保護者を対象とした間食の摂り方に関する食教育」

　・「中・高校生を対象とした禁煙教育」

　・「妊婦を対象とした妊娠中の食生活教育」

　・「事業所における健診受診者のフォローアップ健康教育」

2 **不特定集団**　一般市民等，顔の見えない不特定多数を対象とする集団栄養教育では，教育者が対象集団のニーズを推定する。自治体等においては，医療費の状況，パブリックコメント等からニーズを類推してプログラムを作成する。不特定の多数人を対象に，講演会や各種のメディア等を活用して，啓発を目的とした教育を行う。このような教育では，学習者に情報リテラシーやヘルスリテラシー（リテラシーとは読み解く力のこと）が要求される。学習者のリテラシーが低いと，教育効果が低くなったり，逆効果をまねいたりする可能性がある。

② **一 斉 学 習**

　一斉学習とは，学習者が同じ教育内容を同じ方法で学習することで，講義法と討議法に大別される（表3-10）。この学習法は，20〜30名以上の中集団から大集団に適用できる。一度に多人数の教育が可能であるが，個々人の意見を反映することは難しい。

表3-10　一斉学習とその特徴

学習方法		集団規模	講師数	方法と特徴
講義法	レクチャー（講義） 司会者　講師 対象者	大〜小集団	1名	・集団教育の一般的な方法。 ・主催者が目的に応じて講師を選ぶ。 ●講師から学習者へ，一方的にレクチャーする。
討議法	レクチャーフォーラム 講師	大〜中集団	1名	・あるテーマについて講師によるレクチャーの後，学習者との質疑応答を行い，司会者がまとめる。 ●講師から学習者への一方的なレクチャー＋双方向の質疑応答が可能である。
	ディベートフォーラム	中集団	2〜4名	・あるテーマについて意見の異なる2名以上の講師による講演の後，講師と対象者との間で質疑応答，討論を行う。 ●学習者は取り上げたテーマについて自分の見解を確立する。
	パネルディスカッション パネラー	中集団	5〜8名	・あるテーマについて，立場や意見の異なるパネラーを選び，パネラー相互で討議を行った後，学習者との質疑応答を行い，最後に司会者がまとめる。 ●自分と似たパネラーによってモデリングが行える。
	シンポジウム シンポジスト	大集団	3〜5名	・あるテーマについて専門の異なる数名のシンポジスト（講師）による講演の後，学習者との質疑応答を行い，司会者がまとめる。 ●取り上げたテーマの多面的な理解を深めることができる。

注）フォーラム（公開討論）は，講師による講義・講演の後に，対象者と講師で討論する方法。いろいろな形式がある。

表3-11　グループ学習とその特徴

	学習方法	グループ規模	方法と特徴
討議法	バズセッション	6〜7名程度	・バズとは蜂の巣をつついたときに起こるブンブンという音のこと。 ・全体を少人数のグループに分け，グループごとにあるテーマについて討議し，各グループの代表がその結果を発表し，最後に全体の司会者がまとめる。 ●少人数のため，学習者は自由に議論に参加でき，互いの疑問や理解の確認ができる。
	6-6式討議 全体会の司会者 司会者　全体会の記録者 記録者	6名程度	・学習者を司会者と記録者を含む6名ずつのグループに分け，あるテーマについて1人1分ずつ合計6分討議する。 ・バズセッションと同様にグループごとの意見を全体会で発表し，全体会の司会者がまとめる。 ●短時間で学習者全員の意見を知ることができる。
	ブレインストーミング	10名程度	・司会者のもと，20分程度を目安に10名程度の学習者が，あるテーマについてあらゆる角度から検討して自由な発想で発言し，新しいアイディアを創出していく。 ・他の学習者の発言に批判をしない。 ●結論を得ることが目的ではなく，問題の明確化，独創的なアイディアや解決法の発見に適している。
	ラウンドテーブルディスカッション（円卓式討議） 司会者 記録者	5〜20名程度	・司会者を中心にしてあるテーマについて，話し合う。司会者は発言者が偏らないように全員が自由に意見を出せるように誘導する。グループごとのまとめを行い，最終的に全体発表をして学習者全員で意見を共有する。 ・学習者は自由な雰囲気の中で，発言することでカタルシス効果がある。 ●他者の意見から自分の考え方を確認することができる。
	ピア・エデュケーション（仲間教育）	──	・あるテーマについて，身近で信頼できる同世代の仲間と，正しい知識・スキル・行動を共有する。 ・仲間が教育者（ピア・エデュケーター）として問題解決を図る。 ●学習者と同じ仲間が教育者のため，モデリング，カタルシス効果が期待できる。
体験学習法	ロールプレイ（役割演技）	──	・あるテーマを解決するために，学習者のうち数名がそれぞれの役割を実演する。 ・他の学習者はその演技を観察しながら討議する。 ●演技を観察することによって，モデリングの効果が得られる。
	実験・実習	──	・学習者が自分で実験・実習（調理実習等）を行ったり，疑似体験することにより，頭だけでなく，心や身体に直接働きかける。 ●体験を通して学べるので，子どもにも効果的である。

表3-12 混合型学習とその特徴

学習方法		集団／グループ	方法と特徴
参加体験型学習法	ワークショップ（研究集会）	集団でもグループでも可	・学習者の共通の問題点について，自分の研究成果や経験等を報告しあい，問題を解決する。 ・共通の問題をもつ人々が数日間生活をともにして研究する場合もある。 ・共通の問題についての考えが深まる。

③ グループ学習

学習者を10名前後のグループに分け，グループ内やグループ間での意見や考えを交換する学習方法である（表3-11）。これまでの学習は，一方向性の知識伝達型が大半を占めていた。しかし現在では，学習者が学習過程に主体的・能動的に参加する参加型の形態が取り入れられている。学習過程においては知識よりも体験を重視し，現在または将来における問題に気づいて理解し，その解決に向けて参加していく態度や技能を養う。討議法と体験学習法があり，討議法にはバズセッション，6-6式討議，ブレインストーミング，ラウンドテーブルディスカッション（円卓式討議）等がある。体験学習法には，ロールプレイ（役割演技），デモンストレーション（実演），実験・実習等がある。これらの学習法では討議や意見交換がしやすく，学習者同士が影響しあうことによるグループダイナミクス（集団力学）が期待できる。

④ 混合型学習

一斉学習とグループ学習の2つの学習形態を取り入れた双方向性の学習方法である。集団でもグループでも対応でき，学習者は能動的に学習に取り組むのが特徴である。代表的な学習方法は，ワークショップ（研究集会，参加型学習）である（表3-12）。この方法は専門家や指導者の研修として用いられており，問題や課題の共有を通して解決方法を学び，自らのスキルアップに活用できる。ワークショップ開催期間中には，ロールプレイやラウンドテーブルディスカッション等，さまざまな方法が用いられる。

⑤ 問題解決型学習

自ら問題を発見して解決する能力を養うことを目的とした教育法をさし，課題解決型学習ともよばれる。問題意識をもった学習者が主体的に問題や課題の解決にあたることにより，メタ認知能力（自分の認知活動に対する認知，自分自身の理解状況の認知）が高められ，得られた知識が転移しやすくなる。具体的な手順は，課題設定と解決策の提案，グループでの話し合いと学習，獲得した知識を問題解決に適用し検討する，という一連の流れに従う。教育者は，学習者自身の自発性，関心，能動性を引き出すために助言者として支援を行う。最近では，自治体のインターンシップ，教育現場等で用いられている。

⑥　コンプライアンスからアドヒアランスへの変化と学習形態

　従来の栄養教育における学習方法は，学習者のコンプライアンス（compliance：指導・指示の遵守）が重視されていた。これまでの栄養教育では，教育者が一方的に専門知識や実践技術を与える受動的な学習が主流であった。このような学習方法では，学習者が学習の取り組みに主体性をもつことはできない。しかし近年では，行動変容ステージを進展させるための主体的な学習の取り組み，すなわち問題解決型学習や参加体験型学習を多く取り入れられている。これは学習段階を発展させるために，学習者が問題解決に主体的に取り組むアドヒアランス（adherence：教育目標の決定から実行までの過程に学習者が積極的に参加）が重視されていることを示している。

　個別教育であっても集団教育であっても，学習者が主体性をもって問題解決に取り組むための支援が必要である。教育者にはそのためのひとつの技法として，カウンセリング（p.24～38）を活用した教育方法の実践が求められる。

（8）教材の選択と作成

1）教材と教具

　教材（teaching material）とは，教育者が用いる学習活動を補助する道具をさす。教材は，対象者の教育目標を達成するための補助手段であり，適正な活用は学習効果を高めるために大きな役割を果たす（図3-16）。教具とは，教材を適切に活用するための道具や機器類をさす。両者を厳密に区別することは難しく，一般的には教材・教具としてまとめて呼称されることが多い。

　これらの教材・教具は，媒体（media）に含まれることも多い。媒体とは，情報を一方から他方に伝達する際の仲介をするものの総称であり，媒介手段をいう。媒体には，文字媒体，音声媒体，映像媒体等がある。また，情報の伝達・記録・保存等に用いる情報伝達機器媒体と，人から人へ情報を伝達するコミュニケーション媒体に分けることができる。

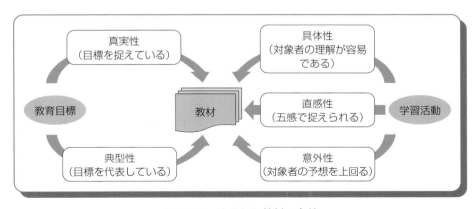

図3-16　すぐれた教材の条件

（出典　田中耕治編：よくわかる教育評価，ミネルヴァ書房，2012 を改変）

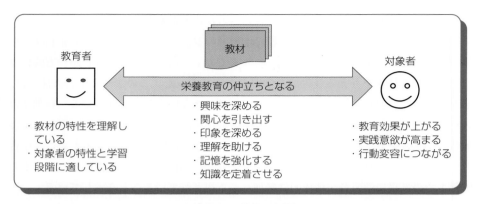

図3-17　教材の役割

2）教材使用の意義

　人が情報を入手する場合，視覚が約75％，聴覚が約10％であるといわれている。そのため，視覚や聴覚に訴える理解しやすい教材・媒体の活用は，教育効果の向上に有効である（図3-17）。教材や媒体を活用することにより，教育内容の理解や知識・技術の定着を助けることができる。さらには実践意欲を引き出し，行動変容を起こすことができる。

　教材は対象者の目標達成のための学習の補助手段として，教育者が選択して活用するものである。その効力を最大に発揮させるためには，媒体の特徴や内容を熟知しておくことが必須である。教材には，表3-13に示したような種類と特徴がある。教育者はその特徴を十分把握し，対象者の学習段階に応じた教材を用いて，効果的に活用することが必要である。

3）栄養教育教材の例

　教育現場においては，一般には市販の教材を用いることが多い。一方，教育者が独自に手づくりする場合もある。手づくりの利点として，教育者の熱意や思いが表現されるため対象者に親近感を与えることができる，時間や労力はかかるが比較的安価に仕上げることが可能である等，があげられる（表3-14）。普及しているパソコンの専用ソフトを活用すれば，手づくり感を加えた市販品同様のきれいな仕上がりの教材の作成も可能である。さらに，マルチメディア（multimedia：静止画・動画・音声・文字の複合媒体）を活用すれば，手づくりの視聴覚媒体の作成も可能である。

　なお，参考・引用した文献や資料がある場合には，その出典を明らかにして著作権の侵害をしないように注意する。人物や物品を被写体とした実物写真の掲載については，掲載の同意を得て，個人情報の保護に関する法律（個人情報保護法）に違反しないことも重要である。

　手づくりの教育媒体の具体例を図3-18に示した。

表3-13　教育媒体の種類, 特徴, 用途

種　類	例	特徴／用途
印刷物	パンフレット	・仮綴じの小冊子。内容は簡潔にして, イラストや写真を多くする ・対象：個人, 少数グループ, 集団, 不特定多数
	リーフレット	・1枚刷りのもので, 用途に応じて用いる。組み合わせ可能なコンピューターで作成したプリント等も含む ・対象：個人, 少数グループ, 集団, 不特定多数
	チラシ	・散らし書きのこと。広告紙で何かを知らせたいとき等に使用する ・対象：個人, 少数グループ, 集団, 不特定多数
掲示物・展示物	写真	・料理写真や病態の写真, その他 ・対象：個人, 少数グループ, 集団, 不特定多数
	パネル	・展示用に写真や図表を貼りつけた板 ・対象：個人, 少数グループ, 集団, 不特定多数
	ポスター	・印刷による掲示用広告, ビラなどの貼り紙 ・対象：個人, 集団, 不特定多数
	食品模型	・ロウ細工でつくられた実物大の食品や料理の模型 ・対象：個人, 少数グループ, 集団, 不特定多数
	実物見本	・食品や料理したもの ・対象：個人, 少数グループ, 集団, 不特定多数
	食品カード	・食品や料理をカードにしたもの ・対象：個人, 少数グループ, 集団
	カレンダー	・いつも目にして, 忘れないようにカレンダーの各ページに一口メモや指導目標を記したもの ・対象：個人, 集団, 不特定多数
映像・画像	スライド, OHP*, OHC*, 映画, ビデオ, DVD, テレビ, パソコン	・対象者に適した内容を考えて製作したり, レンタル制度の利用や市販品購入など, いろいろな手段がある ・特にOHPはOHPシートを重ねたり, 移動させたり, 書き加えたりと必要にあわせた活用が可能 ・対象：少数グループ, 集団, 不特定多数
演示・演劇	ペープサート	・紙でいろいろなものを表現し, 棒の先につけたり, ゴムを通して頭にかぶって演じる ・対象：少数グループ, 集団, 不特定多数
	紙芝居	・物語を連続する数枚の絵にして見せる, 音響効果も用いる ・対象：集団, 不特定多数
	エプロンシアター	・エプロンを身につけて, そこを演じる場所とする ・対象：集団, 不特定多数
	人形劇	・指人形, 影絵人形, マリオネット（あやつり人形）を用いて（または製作して）演じる ・対象：少数グループ, 集団, 不特定多数
	パネルシアター	・パネルボードに専用の紙でつくった絵を貼りつけたりはがしたりしながら話を進める ・対象：低年齢児
	実演	・調理, 運動指導 ・対象：少数グループ, 集団, 不特定多数
言語情報	講演会	・対象：少数グループ, 集団, 不特定多数
通　信	Eメール	・対象：個人, 少数グループ, 集団
	電話	・対象：個人
聴覚媒体	CD, レコード, テープレコーダー	・グループワーク時の音響効果として使ったり, 運動指導時に使ったりする ・対象：少数グループ, 集団, 不特定多数

＊OHP：オーバーヘッドプロジェクター, OHC：オーバーヘッドカメラ
（出典　斎藤禮子ほか：最新 栄養指導演習, 建帛社, 1994を著者改変）

表3-14　教材作成における留意点

①内容に誤りがないこと

②情報量が対象者に適正であること

③わかりやすく理解しやすいこと

④活用時の操作や持ち運びが簡単であること

⑤少ない経費でできること

⑥保管やメンテナンスの負担が少ないこと

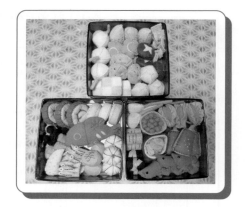

図3-18　手づくりの教育媒体の例（フェルト布で作成したおせち料理）　（城西大学所蔵）

4）栄養教育に用いる基本的な教材

管理栄養士・栄養士の業務は，栄養管理が主体である。それは，集団や個別の対象者に対応した食事献立を作成する給食管理業務と，摂取した食事を調査して栄養素等摂取状況を評価する栄養評価業務からなる。これらの業務には主として「日本人の食事摂取基準」（厚生労働省）と「日本食品標準成分表」（文部科学省）が用いられている。また，「糖尿病食事療法のための食品交換表」（日本糖尿病学会）も栄養指導の現場で用いられている。

栄養素選択型

食事摂取基準

健康によい栄養バランスをみる指標として用いることができる。

食品選択型

3色食品群・4群点数法・6つの基礎食品群

簡単でわかりやすい。毎日摂るべき栄養素と多く含む食品が組み合わせて示されている。学校等の教育現場で用いられている。

料理選択型

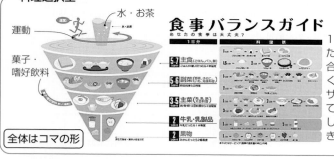

水・お茶
運動
菓子・嗜好飲料
5-7 主食（ごはん、パン、麺）
5-6 副菜（野菜、海藻など）
3-5 主菜（肉、魚、卵、大豆料理）
2 牛乳・乳製品
2 果物
全体はコマの形

食事バランスガイド

1日に，「何を」「どれだけ」食べたらよいのか，食事の望ましい組み合わせと量をイラストでわかりやすく示している。性・年齢に応じたサービングサイズ（SV）が示されている。妊産婦は，基本形をもととしてSVを加えることにより活用できる。　（厚生労働省，農林水産省）

図3-19　栄養教育の枠組みと教材（媒体）の例

表3-15　食生活に関する既存の教材

レベル	名　称	内　容	開発(公表)年	開発者
栄養素	栄養成分表示	・食品に含まれる栄養成分を表示したもの ・表示の仕方は食品表示基準（食品表示法第4条）に基づく	2015 1990	消費者庁：食品表示法に基づく栄養成分表示のためのガイドライン 厚生省：外食栄養成分表示ガイドライン
食品	食品交換表 （糖尿病食事療法のための食品交換表）	・糖尿病の食事療法のために食品を栄養成分ごとに分類し，食事ごとに栄養バランスをとれるように示したもの ・1単位を80kcalとしてエネルギーの管理もできる	1965	日本糖尿病学会
	6つの基礎食品群	・栄養成分の類似した食品を6つに分類したもの ・バランスのとれた栄養摂取をめざす	1958	厚生省
	4群点数法	・栄養成分の類似した食品を4つに分類したもの ・1点を80kcalとして示し，エネルギー量にあわせた食品摂取ができるようになっている	1956	女子栄養大学　香川綾
	3色食品群	・栄養成分で3つに分類し，それぞれ赤，黄，緑と色分けしたもの	1952	広島県庁　岡田正美
料理	食事バランスガイド	・コマのイラストを用いて1日分の食事を料理ごとに分類し，性別，年齢，身体活動レベル別に適量を示したもの	2005	厚生労働省，農林水産省
食生活環境	食生活指針	・栄養素，食品，食生活，環境のレベルでの望ましい食生活についての指針	2000	文部省，厚生省，農林水産省

（出典　中村丁次，外山健二，笠原賀子編：管理栄養士講座 栄養教育論第3版，建帛社，p.111，2020 より一部改変）

　栄養教育は対象者のニーズと実態に応じて内容を選択する。日常的な食生活について説明する教育内容は，栄養素選択型，食品選択型，料理選択型の3つに大別できる（図3-19）。また，対象者への教育の仲立ちとしてさまざまな教材（媒体）を用いる（表3-15）。

1 栄養素選択型　　教材（媒体）として，食事摂取基準があげられる。食事摂取基準には健康な身体を保つために，健康の維持・増進，生活習慣病の発症および重症化予防を目的として，必要なエネルギー・栄養素摂取量の基準を示している。食事摂取基準を活用し，必要とするエネルギー・栄養素について示すことができる。

2 食品選択型　　教材（媒体）として，食品成分表があげられる。食品成分表の中には，日本人が日常摂取している食品の成分値（可食部100g）が示されている。食品成分表を活用しやすく図式化した媒体として，食品に含まれる主な成分を基準として群分けした3色食品群，4群点数法，6つの基礎食品群がある。

　3色食品群は，1952（昭和27）年，広島県庁の岡田正美技師が提唱し，その後，栄養改善普及会の近藤とし子氏が普及に尽力した。これは，幼児から低学年児童

でも理解が容易なため，学校栄養教育において用いられている。4 群点数法は，香川綾（女子栄養大学創立者）によって考案された，食品をバランスよく食べるための指標である。食品に含まれる栄養素の特徴に応じ，4 つの群に分けられている。6 つの基礎食品群は，当時の厚生省が 1958（昭和 33）年に提示した。食品中の主栄養素の特性別に 6 つの群に分類している。国民の栄養知識の向上を図るための栄養教育の教材として，普及・啓発した（1981（昭和 56）年に，活用の推進を再通知）。これらは今日でも，学校等の栄養教育の場で活用の推進が図られており，国民になじみの深い教材である。

③ **料理選択型**　教材（媒体）として食事バランスガイドがあげられる。これは，健康で豊かな食生活の実現を目的に当時の文部省，厚生省，農林水産省の 3 省が合同で策定した「食生活指針」（2000（平成 12）年 3 月，2016（平成 28）年 6 月に改訂）を具体的に行動に結びつけるものとして，2005（平成 17）年 6 月に厚生労働省と農林水産省が決定した。「何を」「どれだけ」食べればよいかについて，料理レベルで示したことが特徴で，ポピュレーションアプローチに活用できる。現在，地域保健の場，事業所，学校，福祉等の場で活用が推進されている。食事バランスガイドは，健康な人々を対象としてその健康づくりを目的に作成されている。そのため，糖尿病，高血圧等で，医師または管理栄養士から食事指導を受けている人は，その指導を優先することとされている。

（9）学習段階の発展

　栄養教育の最終目標は，傷病者および健康者のすべての対象者の QOL の向上である。そのためには，学習者が行動変容を起こし，適正な食習慣の形成・確立をすることが必要である。すなわち，学習者自ら学習に取り組み，学習目標を達成するための自己管理能力を高めなければならない。個人の学習の取り組みを支援し，学習段階を発展させるための教育介入の方法については本章で前述したとおりである。

　食行動は対人行動の要素を含んでいる。そのため，家族をはじめとした周囲の人に支援者になってもらうことにより，実践力や達成度が高まり学習段階が発展する。糖尿病患者の栄養教育において，家族参加を促す例がこれにあたる。学習者が問題解決能力を高めるためには，家族・職場・学校・地域・社会へとネットワークを構築して，情報交換をすると，効率が高まる。また，同じ問題・課題を抱える学習者同士でグループづくり（self help group；自助集団，セルフヘルプグループ）をすることも効果的である。アルコール依存者の会は一例である。仲間意識をもち，支援しあう相互作用により効果が上がる。このように，学習者個人の取り組みが，家族・職場・学校での関係，仲間づくり，さらに地域・社会づくりへと発展的に広がる事例を図 3-20 に示した。

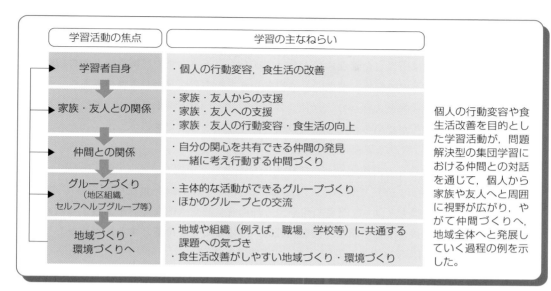

学習活動の焦点	学習の主なねらい
学習者自身	・個人の行動変容,食生活の改善
家族・友人との関係	・家族・友人からの支援 ・家族・友人への支援 ・家族・友人の行動変容・食生活の向上
仲間との関係	・自分の関心を共有できる仲間の発見 ・一緒に考え行動する仲間づくり
グループづくり (地区組織, セルフヘルプグループ等)	・主体的な活動ができるグループづくり ・ほかのグループとの交流
地域づくり・ 環境づくりへ	・地域や組織(例えば,職場,学校等)に共通する 課題への気づき ・食生活改善がしやすい地域づくり・環境づくり

個人の行動変容や食生活改善を目的とした学習活動が,問題解決型の集団学習における仲間との対話を通じて,個人から家族や友人へと周囲に視野が広がり,やがて仲間づくりへ,地域全体へと発展していく過程の例を示した。

図3-20 栄養教育による学習の発展段階の例
(出典 武見ゆかり:臨床栄養,101(7),846-852,2002 を改変)

5 栄養教育のプログラムの実施

個別教育では,主にコミュニケーションスキルが必要となる。栄養教育は,対象者の食行動を変容させることが目的であるため,カウンセリングマインド(p.25)を活用し,対象者の話の中で感情に焦点をあてて,相手の気持ちをあるがままに受け止める必要がある。そのためには,言葉を聴くだけではなく非言語的な表情やうなずきもよく観察する必要がある(p.30 図2-10,p.31 表2-5)。同時に自分の思いや考えを相手に理解できるよう伝えるために,相手も尊重しながら自分の意見を主張するアサーティブコミュニケーションスキル(p.44)も必要である。

一方,集団栄養教育では,主にプレゼンテーションスキルが必要となる。対象者にわかりやすく明確に伝えるためには,科学的根拠に基づいた栄養情報の入手とそれを活用した教材を作成し,正確に発信することが求められる。内容はもとより,伝え方が重要であり,情報の伝わりやすさは非言語的な要素が6~9割を占めるとも報告されており(p.30 図2-10,p.31 表2-5),効果的な話し方を訓練する必要がある。

(1) モニタリング

モニタリング(monitoring)とは,栄養教育プログラムを実施中,設定した学習目標,行動目標,環境目標,実施目標,結果目標,それぞれの達成度を継続的に観察・記録することで,計画の修正の必要性を判断する過程をいう。実施目標に対する経過評価をはじめ,各種評価指標の変動の観察・測定にモニタリングは欠かせない。

（2）実施記録・報告

　栄養教育は担当した管理栄養士だけではなく，チームでの連携やほかの専門職との相互理解が重要であり，他機関と情報を共有する必要性が生じる場合もある。チームが同じ目的意識を共有して学習者（クライエント）を支援するためにも，モニタリング記録や改善が認められた時点での報告書の作成は必須である。

1）個別栄養教育の実施記録・報告

　個別栄養教育の実施記録として代表的なものに，問題志向システム（problem oriented system：POS）がある。POSは，医療チーム全員が共通理解をもてるよう，医学的情報はもとより，患者の生活や心理面を含め全人的なケアを実践するために問題を明確に捉え，その問題解決を論理的に進めることを可能とする記録法として普及している。POSは次の3段階によって構成される。

・第1段階：問題志向型診療記録（problem oriented medical record：POMR）の作成（5つの構成要素からなる）

表3-16　問題志向型診療記録の実際と栄養教育全体のマネジメントサイクルとの関連性

記録の要素	記録内容	全体のPDCA
基礎データ（data base）	患者プロフィール，現病歴，既往歴，診察所見，検査データ，栄養管理上の系統別レビュー（栄養状態，栄養摂取状況，食行動等）を記載する。	アセスメント（assessment）
問題リスト（problem list）	管理栄養士が解決すべき課題，今取り組むべき問題（active problem）と過去，あるいは解決された問題（inactive problem）がわかるように記載する。	
初期計画（initial plan）	抽出された問題ごとに，短期・中長期目標を意識しながら，診断計画（diagnostic plan；Dx），治療計画（therapeutic plan；Rx），教育計画（educational plan；Ex）に分類して計画を立案する。	計画（plan）
経過記録（problem note）	栄養教育内容を経時的・具体的に記録することで，問題解決のプロセスを可視化する。問題ごとに，次に示すSOAPで記述する。 S　主観的データ（subjective data）：学習者（クライエント）の主訴・自覚症状，面接で得られた情報 O　客観的データ（objective data）：客観的情報，観察・測定した値，検査結果，栄養状態 A　アセスメント（assessment）：SとOを解釈・分析・統合した判断・評価 P　プラン（plan）：SOAを踏まえた問題解決のための栄養ケア計画・栄養教育計画 事業所等の集団教育等では，日常業務を繁雑にしないために，経過一覧表（flow sheet）を作成してもよい（表3-17）	実施（do）※実施回ごとにもPDCAを繰り返し行う
要約（summary）	一連の栄養教育に目途がついたら，設定した目標と方略，得られた成果とその達成の程度，残された問題を，考察や関連スタッフとの今後の連携のあり方等も加えて記載する。	評価（check）改善（act）

・第2段階：POMR の監査（audit：記録中の改善点を発見する）

・第3段階：記録の修正（改善点を修正する）

　POS の基本は，経過記録を問題ごとに SOAP（subjective, objective, assessment or analysis, plan）で記録することであり，経過記録は問題が解決したのか否かがわかり，次の栄養教育計画につなぐことができれば，A や P のみの記録でもかまわない。

　また，栄養教育は PDCA サイクル（p.54）に従って実施するが，学習者（クライエント）が長い年月をかけて習慣化した食生活や食行動の変容を目的とする場合が多く，さらに健康・栄養状態の改善には数か月以上を要することもある。そのため，栄養教育ごとの PDCA の繰り返しによって，栄養教育全体のマネジメントサイクルが完成することになる。これらの実施記録・報告書の実際例と相互の関連性を表3-16および図3-21 に示す。

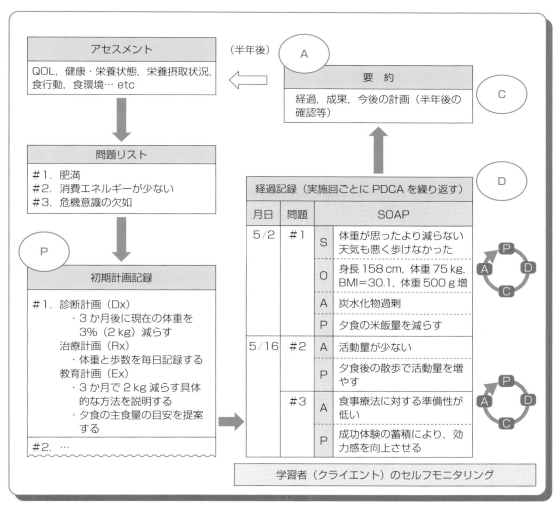

図3-21　個人を対象とした栄養教育におけるPOMRの例

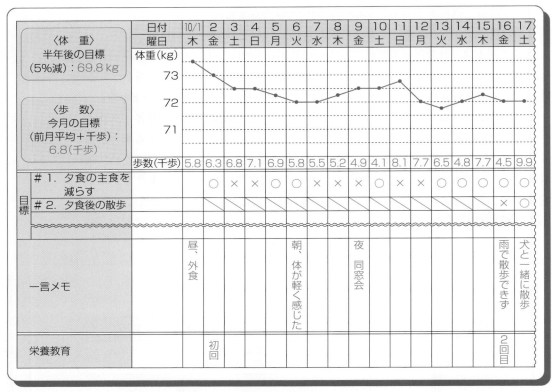

図3-22 学習者(クライエント)の記録:セルフモニタリング例

表3-17 集団を対象とした栄養教育における経過一覧表(flow sheet)の例

初期計画	事業名	ペロリン大作戦
	参加者	35名
	実施スケジュール 週1日・給食時間	○年 ○月 ○日 〜 ○月 ○日
	実施場所	○○小学校 ○年○組教室
	実施スタッフ	学級担任 1名，栄養教諭 1名，給食主事 1名
	アセスメント（問題点）	主食，副菜，牛乳の残食率が約10%である
	結果目標	全料理の残食率を5%未満にする
	実施目標	給食前の5分間でバランスよく食べる必要性を指導する
経過記録	○月 ○日 主食の残食率は5%以下になったが，副菜と牛乳の残食率は減っていない。 次回：カルシウムの重要性を説明する。	
	○月 ○日 牛乳の残食率も減ったが，副菜の残食率がまだ7%である。 次回：野菜を摂る必要性を説明する。	

なお，学習者（クライエント）自身の意思決定を支援するという性質上，自分の行動を観察・記録・評価することで大きな成果につながることが少なくない。したがって，セルフモニタリング（図 3-22）も管理栄養士にとって重要な栄養教育の経過記録となる。

2）集団栄養教育の実施記録・報告

　栄養教育の実際を経時記録で書くことは日常の業務を繁雑にし，負担感につながる可能性を否定できない。そこで，診療報酬制度等に依らない学校や事業所における集団栄養教育の場合，経過一覧表（flow sheet）を作成する等の工夫も必要である（表3-17）。

6 栄養教育の評価

（1）評価の目的と意義

1）評価の目的

　栄養教育の中でも，特にマネジメントサイクルにおける評価（check）とは，教育目標や価値観と照らしあわせて，対象者の学習成果や行動変容の程度を測ることである。同時に教育活動の実践について検討し，将来の改善と発展につなげる営みである。そのため，評価結果は各段階にフィードバック（feedback）を行い，その後に続く教育プログラムの改善に役立てることが求められる。

2）評価の意義

①**対象者の行動変容測定**　栄養教育プログラムの実施により，対象者が行動変容したか評価を行う。対象者への直接的な効果測定を通じ，健康な社会の実現に貢献する。

②**栄養教育プログラムの改善**　栄養教育の成果を適正に評価することは，内容の修正・改善および新たな教育プログラムの開発につながる。

③**栄養教育の効果の検証**　種々の評価指標と評価方法を適切に用いて，対象者の行動変容を評価する。根拠に基づいた評価に，教育の効果を科学的に説明できる。これらは，教育プログラムの継続と発展に寄与する。

④**教育者の教育力向上**　栄養教育の評価には，効果を検証し，プログラムの質および量を改善していく過程を含む。これらは教育者自身の教育力（知識・態度・技術・熱意 等）の向上につながり，教育意識を高める。

（2）評価とフィードバック

　評価は，フィードバックのための情報を得てプログラムの改善につなげることを主目的としている。そのため，栄養教育を実施する前に，プログラムの目的と目標を熟考および精査し，それに適した評価の方法と指標を設定しておくことが重要である。

1）評価結果のフィードバック

　教育評価におけるフィードバックとは，「効果的な行動を実現するために，自分の行動がもたらした結果をデータとして取り込み，次のより適切な行動のために活用するシステム」[1]をさす。日本語では「帰還（戻ってくること）」と訳し，得られたデータを教育者の価値判断を入れずに対象者に伝えることである。このことから，フィードバック情報が得られない評価は，評価活動として機能しない。

　得られた評価結果は，マネジメントサイクルの各段階にフィードバックし，プログラムのさらなる発展と改善に役立てる。そのため，評価情報をどのようにフィードバックするのか，栄養教育プログラムを計画する段階で明確にしておく。

2）評価指標の設定

　評価において，重要な役割を果たすのが評価指標である。そのため，評価指標としては，栄養教育の計画段階において，終了時の目指すべきイメージ像を明らかにし，到達点を明示しておく。これにより，対象者が目指す方向と取り組むべき内容が明らかになり，教育内容を深く理解することができる。対象者が評価指標を知ることは，栄養教育に見通しをもってプログラムに取り組むことを可能にする（表3-18）。同時に，自己評価を行いながらエンパワメントを高めることができる。

　評価指標は，対象者の特性と評価の時期を検討したうえで設定する。評価指標には，栄養・食生活に関する事柄を中心として，対象者の知識，態度，身体所見（生体指標），食生活状況，QOL等を含む。これらの項目は，プログラムを実施する各段階に適したものを使い分ける。評価は目標と大きくかかわり，目標を基準とすることで評価が可能になる（p.71，図3-4参照）。設定する指標は数値で成果が表せるものが望ましく，対象者と教育者が共通理解しておく。

3）評価とルーブリック

　評価には同じ音をもつ2つの「規準」と「基準」がある。規準（criterion）は，教育評価を目標に準拠して行うことを示している。「何を評価するのか」「何が身についたらよいのか」を示した質的な尺度であり，対象者の目標を内容や観点ごとに示した長期（プログラム）目標にあたる。それに対して基準（standard）は，規準に従い，評価を行う際の具体化した指標をさす。評価規準を対象者が達成・理解した程度（レ

表3-18　評価指標の設定により期待される効果

対象者側の効果	・目指す到達点（プログラム目標）がわかる。 ・取り組むべき具体的内容（一般目標）がわかる。 ・目標達成に対する自己評価が可能になる。 ・自己効力感が高まる。
教育者側の効果	・対象者の目標到達状況が把握できる。 ・プログラム目標の見直しができる。 ・プログラムに対する教育者自身の取り組みを測定できる。 ・指標以外の副次的成果が検証できる。
両者に共通した効果	・評価基準が検証できる。

表3-19　健康教室「減量で健康に暮らそう」のルーブリック(例)

評価の観点*　＼　評価の尺度	優　秀	良	要改善
知　識 内容の理解度	健康と減量の関係を理解し，ほかの人に説明できた。	健康と減量の関係を理解した。	健康と減量の関係が十分に理解できなかった。
態　度 行動変容に向かう姿勢	健康教室に欠席しないで，積極的に参加した。	健康教室に欠席しないで参加した。	欠席することがあった。
技　能 知識を生活に生かす行動	減量に取り組んだ。積極的に食生活を改善し，運動を実践した。	減量に取り組んだ。食生活を改善し，運動を実践した。	減量に取り組むことはできなかった。

＊ ここでは事例のため，簡略化して記述している。実際のルーブリックでは，具体的に評価の観点を記述する。

ベル）を判定するための量的な尺度である。

　評価方法を考案する際には，対象者の指標達成度と目標達成との関係を明らかにしておく。数値目標が設定されていれば，それを評価基準とすればよいが，質的な評価が求められる場合もある。その際に有効な手段となるのがルーブリック（rubric：評価指標）である。

　ルーブリックとは，達成の程度を示す数レベルの尺度（1〜4あるいはS〜Cなど）と，それぞれのレベルに対応する評価観点を記述した評価基準表（段階評価）である。これは評価する際の特徴を具体化した「基準」を示しており，対象者にわかりやすく公表することで，自己評価の指針として機能する。栄養教育の分野においても，対象者の行動（performance：パフォーマンス；知識をどの程度活用しているか）を質的に評価する際にルーブリックを活用すると，自己評価，他者評価による双方向評価が可能になる。

　ルーブリックは，対象者にわかりやすい表現で公開する。また，ルーブリックを対象者と教育者が共同でつくりあげる場合もある。評価の観点と尺度を共有することにより，目標を明確にすることができる。表3-19にルーブリックの例を示した。

4）ポートフォリオ評価

　ポートフォリオ（portfolio）とは，「紙ばさみ（ファイル）」をさす用語である。学習過程で作成される作品（product）を蓄積する「入れ物」あるいは作品そのものをいう。具体的には，対象者が作成した作品，自己評価の記録，教育者の指導の記録等を，ファイルに継続的かつ系統的に蓄積するものである。

　ポートフォリオを見ると，対象者自身がどこへ向かって，努力したのか，何をどれだけ達成できたのかを知ることができ，自己評価が可能となる（図3-23）。栄養教育の分野においても，プログラム実施中のモニタリングの記録（学習成果，身体計測記録 等）を学習資料等とともに系統立てて蓄積し，ポートフォリオを作成できる。自分の成長の証拠としての記録（ポートフォリオ）を見返し，達成感を得ると同時に自己効力感を高めることができる。

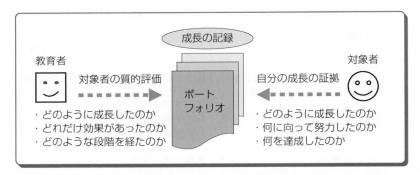

図3-23　ポートフォリオ評価の視点

（3）教育学に基づいた評価の種類

　栄養教育は教育学を基礎としている。そのため，評価を教育学的視点に基づいて分類すると，診断的評価，形成的評価，総括的評価に大別できる（表3-20）。これらの用語は，教育学の分野で専門的に用いられている。

　1 診断的評価（diagnostic evaluation）　　教育開始前に行う事前の評価の配置づけ（placement）をさす。教育評価では，栄養教育による対象者の変化を捉えるため，学習の前提となる知識や，対象者のもつ生活経験等の有無を把握する。診断的評価の実施により，対象者の知識水準を明確化できるので，教育効果の向上が期待できる。診断的評価は，マネジメントサイクルではアセスメントに相当する。

　2 形成的評価（formative evaluation）　　教育を実践している過程において行われる評価をさす。次の教育活動や学習活動を適切に行うために，必要な修正部分を明らかにすることを目的として実施される。形成的評価は，教育活動，学習活動，カリキュラム作成の改善のためにも用いることができる。形成的評価の結果を，教育内容の改善や評価基準の設定に用いれば，対象者の知識水準を高め，成果測定における公平性の向上につながる。

表3-20　教育学視点に基づいた評価の分類とフィードバック

種　類	概要と目的	フィードバックの要点
診断的評価 （教育前に行う）	対象者の知識水準を測定する。 対象者のもつ知識の組み替えを行う。	・教育目標づくり ・指導計画の編成
形成的評価 （教育中に行う）	対象者の学習進行程度を測定する。 教育者側の指導方針を明確にし，対象者の知識水準を向上させる。	・対象者の学習状況の確認 ・対象者の学習支援，プログラムの進行状況の確認
総括的評価 （教育後に行う）	対象者に対する教育効果を測定する。 プログラムとその実施について評価する。	・学習目標の達成 ・教育過程の検証 ・実践の反省

③総括的評価（summative evaluation）　教育実施後に行う全体の評価（まとめ）をさす。総括的評価は，対象者の成績や合否の判定とともに，教育者の活動成果やカリキュラムの評価を主要な目的としている。総括的評価の実施により，対象者の目標達成状況や学習効果が把握できる。

　教育者は，これらの評価結果を自らの教育内容の改善に用いることができる。対象者においては，"どれだけ知識を身につけることができたか"といったような，情報がフィードバックされる。これらの繰り返しが，学習効果の向上につながる。近年では，形成的評価と総括的評価の境界があいまいであることから，前者を「学習のための評価」，後者を「学習の評価」とよぶこともある（図3-24）。

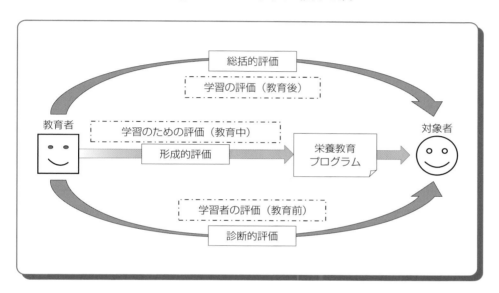

図3-24　教育学視点に基づいた評価の関係

（4）マネジメントサイクルに即した評価の種類

　栄養教育プログラムはマネジメントサイクルに基づいて実施し，サイクルの各段階には，それに応じた評価がある（図3-25）。表3-21には各評価の指標を示す。

1）企画評価

　アセスメント（実態把握，課題抽出），計画（目標設定，計画立案）についての評価をさす。プログラム自体に対する評価であり，プログラム実施の可否を含めて厳密な評価を行う。

　アセスメントの段階では，アセスメントの手法や問題分析は適切であったか，抽出した課題の優先順位に妥当性はあるか，等について評価する。この段階で重要なポイントは対象者のニーズの把握であり，新たに実施する調査や既存の資料等から情報収集を行う。

　目標設定の段階では，目標は目的達成に適した内容か，到達可能か，達成時期（短

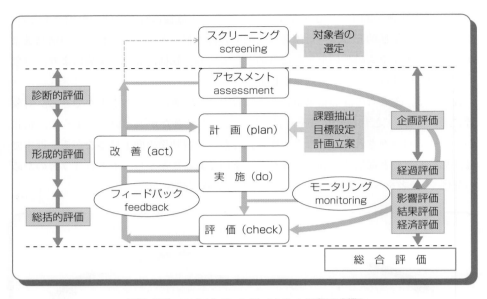

図3-25　マネジメントサイクルと評価の種類

表3-21　評価の種類と指標

目標の種類	評価指標の例	評価の種類	
—	・対象集団選択の適否 ・対象者およびニーズの把握の程度 ・プログラムの適否，問題点の有無 ・教育目標の適否，評価の方法 ・社会資源の活用計画 ・予算の実行可能性	企画評価	形成的評価
実施目標	・プログラムの実施状況，わかりやすさ ・社会資源の活用状況 ・予算の執行状況 ・対象者の参加状況	経過評価	
学習目標 行動目標 環境目標	・栄養知識の習得度 ・個別目標，一般目標の達成度 ・行動変容の有無 ・食環境整備，周囲のサポートの程度	影響評価	総括的評価
結果目標	・結果目標の達成度	結果評価	
—	・経済評価を含めたプログラムの効果	総合評価，経済評価	

期・中期・長期）は適切か等，を検討する。

　計画立案の段階では評価計画を立てる。特に，プログラム実施後の評価方法（プログラムの効果の測定方法 等）をどのようにするかについて，あらかじめ十分に検討しておく。

2）経過（プロセス）評価

　プログラムの実施途中で行う評価をさす。計画されたプログラムの実施状況（教材，人材，場所の確保 等）に関する評価を経過評価という。経過評価は，目標設定における実施目標の評価に相当するものであり，栄養教育プログラムを実施した際の教育内容をさす。それと同時に介入初期の効果を知るためにも必要である。例えば，

ある栄養教育プログラムへの対象者の参加率，プログラムの難易度（わかりやすかったか），プログラムの実施進捗状況が，経過評価の指標となる。目標の達成状況と照らしあわせて経過評価を行うことにより，プログラム実施途中であっても改善を行うことが可能となる。改善については，プログラム進行中であっても柔軟に対応し変更する。

3）影響評価

栄養教育プログラムの実施により，対象者の健康・栄養状態に影響を及ぼす知識の獲得や，具体的な行動変容をさす。影響評価は，プログラムの実施による対象者の学習到達度，行動変容や行動形成などの一般目標（学習目標，行動目標，環境目標）の達成度について評価を行う。

4）結果（アウトカム）評価

最終的なプログラム成果の評価を行う。プログラム目標に関する評価で，対象者の健康・栄養問題が解決あるいは改善されたかに焦点をあてる。結果評価の実施により，プログラムが中・長期的な目標達成に与えた影響が検証できる。評価の具体的な指標は，健康状態，QOL 指標等で，プリシード・プロシードモデルでは第8段階の結果評価に相当する。ベースラインデータからの変動や，既存資料からのデータとの比較により評価を行う。

5）総合評価

企画評価，経過評価，影響評価，結果評価はいずれもマネジメントサイクルの各段階に沿った評価である。これに対して総合評価は，すべての評価をまとめて最終的に行う評価である。そのため総合評価は，影響評価や結果評価を中心として行う。しかし，評価の目的を念頭におき，結果の考察を含めたプログラム改善を行うためには，企画評価・経過評価も重要な役割をもつ。

6）経済評価

プログラムの実施には経費が伴うため，貴重な財源が効率的に活用されるよう経済的側面から結果を評価する。経済評価は，評価の指標として効果（effectiveness），効用（utility），便益（benefit）のいずれを選ぶかによって，その種類が決定される（表3-22）。評価する主要な項目を明らかにして，どの経済評価が適しているか検討する。

① 費用効果分析

栄養教育プログラム（医学分野では治療方法 等）について，費用と結果の双方を

表3-22　経済評価の分類

	費用効果分析	費用効用分析	費用便益分析
結果指標	効果（客観的な数値）	QOL（Utility）（主観的な数値）	便益（金額）
	比＝費用（円）/効果 （生存年，体重等）	比＝費用（円）/効用 （QALYs，健康日数等）	差＝費用（円）−便益（円）
評価の 主体	対象者以外 プログラムの優劣（相対評価）	対象者自身 プログラムの優劣（相対評価）	対象者以外 プログラム実施の可否（絶対評価）

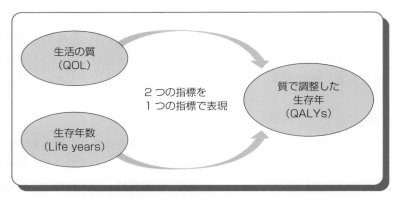

図3-26　質調整生存年の概念

検討する。教育プログラムの結果を臨床上の身体的単位等の「効果」で測定し，結果をある一定の効果（体重，血圧，血液検査データ等），1単位あたりの費用として表す。減量教室のようなプログラムの中で，講義と調理実習など，アプローチ法の違いがある複数のプログラムの比較を行うことができる。

② 費用効用分析

費用効用分析は，経済学の分野では費用効果分析の特殊な例として扱われる。「効用」とは複数の結果から得られる満足度を示し，「効用値」とはそれを数値で示したものである。費用効果分析と同様に結果は「効果」で測定するが，費用効果分析と大きく異なるのは，結果を効用値（Utility Value）で重みづけする点である。

もっとも一般的な効用値として，生活の質を調整した生存年「質調整生存年（quality-adjusted life years；QALYs）」がある（図3-26）。QALYsは，「生存年×生活の質補正」で求められる。生活の質補正とは，健康な状態の効用（効用値）を1，死亡を0として，1〜0の間にあらゆる健康状態をあてはめて補正を行う方法である。なお，マイナスの効用値が適用される場合もあり，その場合は死亡よりも悪い状態をさしている。この効用値は，①研究者自身の判定，②文献から引用した値，③標本対象を用い判定して得た値から算出する。結果は効用値で補正した効果（修正済み尺度）を用いるため，費用効果分析と同様にプログラム間の比較ができる（表3-23）。

③ 費用便益分析

便益とは，効果を金銭で評価したものをさす。便益には，社会的側面からみた場合，①保健・医療サービスにかける支出の抑制分（直接便益），②予防措置により防ぐことのできた罹患や死亡による価値生産分（間接便益）の2種類がある。これらの合計を総便益として算出する。

費用便益分析では，結果をすべて「金額」に換算するので，費用と便益は同じ単位（金額）で評価される。そのため，費用便益分析は，医療や栄養教育分野だけではなく，多くの分野にまたがるプログラムの評価とプログラム間の比較ができる（表3-23）。

表3-23　各経済評価の分析例

費用効果分析	分析例	同一の疾患に対する異なるプログラムの比較：プログラム同士を比較するには，プログラム間で用いる「効果」を同一にする。すなわち，体重（kg）等の身体的指標，血糖（HbA1c 等）の健康指標は，同じ尺度を用いる。2つのプログラムの比較検討を行う。 対象者のうち10人が目標達成をした，総費用①運動プログラム（10万円）と，②食生活改善プログラム（15万円）では，1人あたりの費用（cost）はどちらが効率的か比較する。① 100,000（円）/ 10（人）= 10,000（円），② 150,000（円）/ 10（人）= 15,000（円）となる。結果として①運動プログラムの効率が高いことがわかる。
	長　所	用いるデータが少なく算出しやすい。プログラム間の比較検討が容易である。
	短　所	複数の効果指標がある場合には判断が困難になる。異なる目標をもつプログラム間の比較ができない。「相対的」な費用対効果は算出できるが，総便益が総費用を上回っているのかは不明である。
費用効用分析	分析例	①脂質異常症で服薬している状況（効用値 0.8）が4年続いた場合と，②体重増加による膝の痛み（効用値 0.6）が5年続いた場合，QALYsを用いて比較すると，①では，QALYsは 0.8（効用値）× 4（年数）= 3.2となり，②では，0.6（効用値）× 5（年数）= 3.0 となる。結果として，①のほうが 0.2 年であるが，価値が高いことになる。
	長　所	さまざまな効果を同時に考慮できる。QALYsを評価指標とすれば，生存期間（量的利益）と生活の質（質的利益）の両方を同時に評価できる。得られた結果の解釈が比較的容易である。
	短　所	QALYsを算出するためにQOLを算出しなければならない。データが不足していると効用値が算出できない。
費用便益分析	分析例	A市において糖尿病予備群のスクリーニング検査を実施することになった。スクリーニング検査費用を 1,000 万円，得られる直接便益として回避されたA市の医療費を 1,200 万円，間接便益として回避された生産損失（労働による対価）を 1,000 万円とする。純利益は 2,200 万円－ 1,000 万円＝ 1,200 万円となる。費用/便益比は 1：2.2 となり，この結果は，スクリーニングにかかる費用の 2.2 倍の便益が得られることを示している。
	長　所	医療や教育のように種類の異なるプログラムの比較ができる。あるプログラムの絶対的な価値の判断に利用できる。
	短　所	関連するすべての結果を「金額」に換算するのは難しい。

④評価の位置づけとプリシード・プロシードモデルとの関連

　マネジメントサイクルにおける評価とプリシード・プロシードモデルとの相互関連図を示した（図 3-27）。このモデルでは第1〜4段階のアセスメントを実施後に，第5段階の実施を経て，第6段階から評価が開始される。この際，最初に評価のためにすべきこととして「測定可能な目標を記載すること，関連データや情報からベースライン指標を記載すること」があげられる（p.55〜57）。

　このようなプリシード・プロシードモデルのフレームワーク（framework：枠組み）を保健プログラムの実施にあてはめたS市を事例とした場合の図（図 3-28）を示した。この事例においては，アセスメントは十分に実施されているという前提に立っている。第5段階のプログラム実施に際しては，行動変容に関する理論やモデル

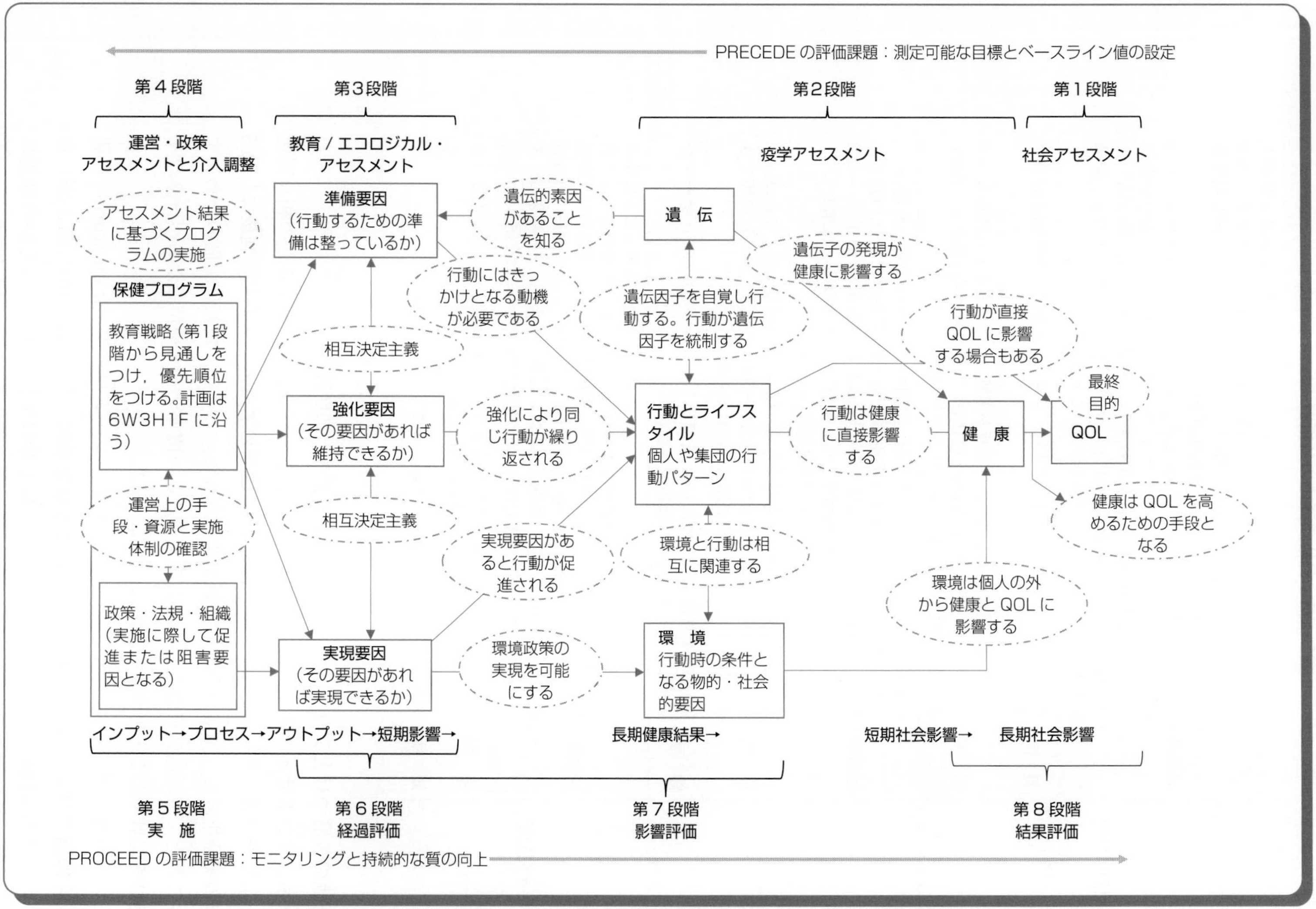
PRECEDE の評価課題：測定可能な目標とベースライン値の設定
第４段階
運営・政策
アセスメントと介入調整
第３段階
教育 / エコロジカル・
アセスメント
第２段階
疫学アセスメント
第１段階
社会アセスメント
アセスメント結果
に基づくプログ
ラムの実施
保健プログラム
教育戦略（第1段
階から見通しを
つけ，優先順位
をつける。計画は
6W3H1F に沿
う）
運営上の手
段・資源と実施
体制の確認
政策・法規・組織
（実施に際して促
進または阻害要
因となる）
準備要因
（行動するための準
備は整っているか）
相互決定主義
強化要因
（その要因があれば
維持できるか）
相互決定主義
実現要因
（その要因があれ
ば実現できるか）
遺伝的素因
があること
を知る
行動にはきっ
かけとなる動機
が必要である
強化により同
じ行動が繰り
返される
実現要因があ
ると行動が促
進される
環境政策の
実現を可能
にする
遺　伝
遺伝因子を自覚し行
動する。行動が遺伝
因子を統制する
行動とライフス
タイル
個人や集団の行
動パターン
環境と行動は相
互に関連する
環　境
行動時の条件と
なる物的・社会
的要因
遺伝子の発現が
健康に影響する
行動が直接
QOL に影響
する場合もある
行動は健康
に直接影響
する
健　康
最終
目的
QOL
健康は QOL を高
めるための手段と
なる
環境は個人の外
から健康と QOL に
影響する
インプット→プロセス→アウトプット→短期影響→
長期健康結果→
短期社会影響→　長期社会影響
第５段階
実　施
第６段階
経過評価
第７段階
影響評価
第８段階
結果評価
PROCEED の評価課題：モニタリングと持続的な質の向上

図3-27　プリシード・プロシードモデルと評価の関係

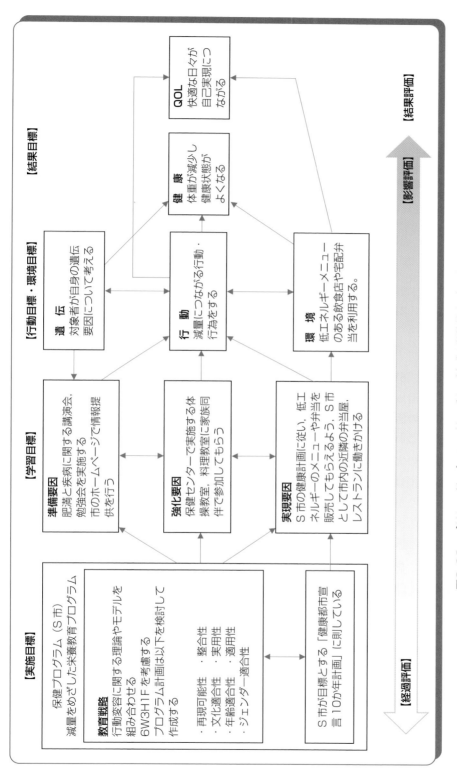

図3-28 プリシード・プロシードモデルに基づく栄養教育プログラムの実施(S市の例)

表3-24 プリシード(アセスメント過程)における要因とプロシード(評価過程)における評価との関連

PRECEDE (アセスメント過程)	
第3段階 教育／エコロジカル・アセスメント	第2段階 疫学アセスメント
準備要因 　対象者がもつ知識，態度，信念，価値観，認識 強化要因 　対象者を取りまく周囲の人との関係，医療従事者，家族等の態度や行動 実現要因 　対象者を取りまく環境，資源入手の可能性	遺　伝 ・疾病と関連する遺伝子 行　動 ・予防行動 ・セルフケア，セルフメディケーション ・生活活動パターン 環　境 ・経済的，物的，社会的な状況 ・健康に関するサービス 健　康 ・障害，不快感 ・運動能力 ・死亡率（死因），有病率
第6段階（経過評価）〜7段階（影響評価）	
PROCEED（評価過程）	

を用いて，6W3H1F に基づいた計画を立案する。その際，計画は政策・法規・組織の方針に沿っていることを確認する。実施については，プログラムの実施状況として社会資源の活用状況，予算の執行状況，対象者の参加状況，プログラムのわかりやすさ等，について評価を行う。これらに加え，第6段階における準備要因，強化要因，実現要因の実施状況について評価を行う。これらは経過評価の指標として機能する。第7段階では，プログラム目標である減量につながる行動・ライフスタイル，環境，遺伝につながる各項目の評価を行う。プログラムの実施により，遺伝について考える機会を得ることができる。さらには，行動変容の生起，健康につながる環境の活用等の実現について評価する。これらは影響評価の指標となる。第7段階における健康は手段として価値をもつものであり，究極の価値・目的とするのは QOL の向上であることから，QOL の向上あるいはそれに類した長期社会的な指標（例：死亡率の改善，医療費の減少 等）が結果評価の指標となる。プリシードにおける要因と，プロシードにおける評価との関係について，両者の視点を表3-24 に示した。最終的に第8段階では，QOL の変化について評価を行う。

⑤　経済評価の流れ

　経済評価の流れを，マネジメントサイクルに沿ってみてみると，図3-29 のようになる。また2つのプログラムを実施した際の比較について，評価の流れとフィードバックの視点を図3-30 に示した。実施したプログラムに応じ，各経済評価の特徴を踏まえて実施することが望ましい。

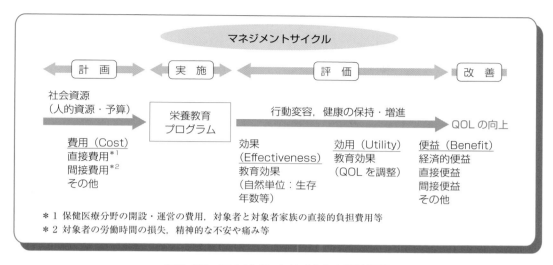

図3-29　マネジメントサイクルと経済評価

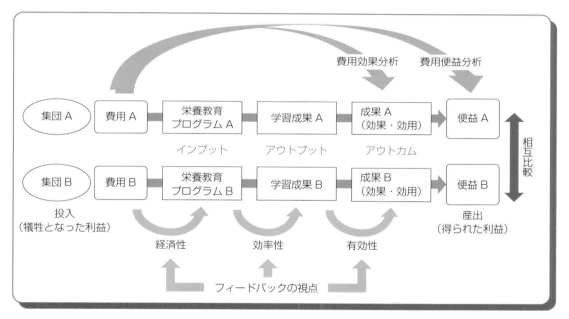

図3-30　経済評価の流れと比較

（5）評価のデザイン

　栄養教育の評価のデザイン（評価方法）は，対象者への栄養教育（介入）に対して，①対照（コントロール）群の設定の有無，②対象者の割り付けの仕方により，3つに分類できる（表3-25）。プログラムの実施後に，評価指標や行動変容が認められた場合，それがプログラムの効果によると評価・検証できるか否かは，評価のデザインに依存する。そのため，プログラムの計画は評価方法を念頭において立案する必要

表3-25　評価のデザインの分類

評価のデザイン	介　入	対照群の設定	無作為化
実験デザイン	有	有	有
準実験デザイン	有	有／無	有／無
前後比較デザイン	無	無	無

注）介入を行わない非実験デザインは，通常，事象の発生後に行う評価の
　　ため，対照群の設定と無作為化は不可能である。事例報告，信頼性・
　　妥当性に関する研究，相関研究等が含まれる。

がある。計画段階において評価計画を行い，プログラム開始後の評価方法の変更は原則として行わない。

　①対照群の設定：対照群（プログラムを実施しない群）の設定により，介入に直接関係のない影響を取り除いて評価することができる。

　②対象者の抽出・割り付け

　　・無作為抽出（random sampling）：母集団から，どのような要素にも影響されずに標本（被験者，対象者）が選定されることをいう。無作為（研究者の意図を入れないこと）抽出においては，主観的な判断や好みは用いない。

　　・無作為割り付け（random allocation）：介入研究において介入の効果を検討する際，対象者を無作為に2群に振り分けることをいう。無作為割り付けは確率的に乱数表などを用いて2群に分ける方法なので，介入以外の要因による影響を受けることはない。すなわち，系統的なバイアスを取り除き，評価の妥当性を増すことができる（次頁参照）。そのため，介入の公平な比較を行うことができ，得られた結果を広く一般の現象に生かすことができる。

1）実験デザイン

　対象者を無作為抽出して介入群と対照群を設定し，事前テストおよび事後テストを行う。両群を比較して，プログラムの効果を評価・検証する。信頼性・妥当性が高い。

2）準実験デザイン

　無作為化，対照群の設定のいずれかの条件を欠いている場合をさす。

　①無作為抽出が行われていない場合：選択バイアスが存在するため，結果を一般化することができない。

　②対照群の設定が行われていない場合：外部からの影響が結果に及んでいる可能性が否定できない。つまり，介入後に変化が認められても，それがプログラムの効果のみであるとはいえない。

3）前後比較デザイン

　対照群の設定がなく，介入の前後で比較する方法である。選択バイアスのほかにもバイアスが存在するため，介入後に変化が認められても，プログラムの効果の評価・検証には多くの検討を要する。

（6）評価結果の解釈

　栄養教育の効果を明らかにするために，以上のような評価デザインを用いるが，そのデザインが指標として機能しているか検討しなければならない。すなわち，用いた尺度が測定しようとしているものを実際に測っているか（真実性）を確認する。妥当性（validity）のある尺度を使って，信頼性（reliability）の高いデータを得ることが大切である。

1）妥　当　性

　妥当性とは，用いる検査の正しさを意味する。評価方法が目的とする項目を正しく評価しているか，目的とする現象を適切に表現しているかを示す概念である。内的妥当性と外的妥当性がある。なお，妥当性には以下の3つが提唱されていたが，近年では③構成概念妥当性を検証するための方法を意味することが多い。

　　①内容妥当性：測定が，評価しようとする現象の全体を，どれほど満たしているのかを示すものである。例えば，作成された質問項目が，教育内容を適切に表現しているかを判断する基準となる。内容妥当性は，通常専門家等の個人的かつ主観的判断を通して判断される。

　　②基準関連妥当性：新しく得られた測定結果と，確実性が高い（あるいはすでに評価が決定されている）既存の測定結果（外的基準）との相関を示す。両者の相関が高ければ，新しい評価法の妥当性は高いと考えられる。

　　③構成概念妥当性：選択した評価方法が，本来測定しようとしている対象について，理論的に表す構成概念が適正であるかどうかを示す。適切に測定できているかどうかについては，因子分析や相関分析，項目分析等の統計的手法を用いて検証する。

2）内的妥当性と外的妥当性

①　内的妥当性

　ひとつのプログラムの中で比較する群の間に，対象の設定方法，評価方法等に差がないことで，設定した対象群（小集団，標本ともいう）における結果の確実性を表している。これは，バイアス（次頁参照）の原因により大きな影響を受ける。

②　外的妥当性

　得られた結果を，外部の集団（母集団）へ外挿する場合（ほかのプログラムの結果や，食事摂取基準等のような理論的に策定されている基準と比較する場合）にあてはまる程度を示している。

③　内的妥当性と外的妥当性の保証

　内的妥当性は，対象を2つの集団に分けて比較検討する場合，無作為割り付けを行えば，両者の性質が等質であることが保証される。一方，外的妥当性の保証について例をあげると，異なる食事調査方法で行われた結果の比較は困難である。患者集団等についても同様に，母集団から無作為に抽出されていない場合，対象者が偏っている

可能性があるため，外的妥当性は保証されていない。

このような理由から，内的妥当性の保証は，外的妥当性の保証にはならないことに留意する。外的妥当性を検証するには，統計的な分布を調べ，既存の統計データとの比較検討をしなければならない。そのため，ほとんどの場合で厳密に外的妥当性を保証することは難しい。現実には，このような問題が存在することを理解して，外部の結果と比較することが重要である。

なお，内的妥当性は外的妥当性よりも重要である。その理由は，ある研究結果が内的に妥当ではない場合に，それをほかの集団にあてはめることはできないからである。そのため，研究開始前には内的妥当性を慎重に評価したうえで実行に移さなければならない。

3）信　頼　性

信頼性とは，評価方法の尺度が測定しようとしている項目を，どの程度正確に測定しているかを問うものである。安定性と一貫性を示している。信頼性に影響する要因としては，対象者に起因するもの，評価者に起因するもの，その他に分けられる（表3-26）。

①安定性：同一現象に対して繰り返し測定を実施した際に，その結果が同様かあるいはほぼ同程度となるかを問う概念である。評価方法や対象者の状態を等質にすることにより，評価の安定性を高め誤差を小さくできる。

②一貫性：異なった項目であっても同じ特性についての測定において，同等の結果が得られるかを問う概念である。評価者に起因する評価者内信頼性（2回の試験で同じ評価者が同等の結果を示すか）と，評価者間信頼性（同じ試験において異なった評価者が同等の結果を示すか）がある。

4）バイアス

バイアス（系統誤差）とは，母平均（真の平均）と標本平均とのずれをさす。同時にさまざまな現象に対する偏りのことをいう。

表3-26　信頼性に影響する要因

要　因		概　要
対象者の	疲労度	課題に繰り返し取り組むことによる，対象者の疲労度
	生理学的変化	さまざまな要因により影響される対象者の生理学的変化（例：白衣高血圧等）
	動機	動機づけの程度による，プログラム・試験参加への協力態度
	学習効果	同じ対象者に，同一の方法を用いて，試験を繰り返した場合の学習効果
	能力	対象者が本来もっている，知識や技術による違い
評価者の	技能	評価する側のスキル・テクニック・再現性の程度
	変更	評価者自体が変更することによる影響の有無
試験環境		試験実施の際の物理的（照明・音 等）影響

表3-27　主なバイアスの種類

選択バイアス：対象者の選択が適切でないために生じるバイアス
・有病者・罹患者バイアス　調査時点の有病者・罹患者であるため，その疾病で死亡・回復した者はカウントされない。 ・所属バイアス　対象者の所属する集団の特性によって違いが生じる。 ・診断バイアス　医師が診断を下しやすい要因の場合，多く評価される。 ・自己選択バイアス　研究に自発的に参加するか，しないかで，取り組みに差が生じる
情報バイアス：調査対象者に関する情報が不正確であるために生じるバイアス
・思い出しバイアス　対象者によって，思い出し方の正確さと完全さが異なる場合に生じる。 ・家族情報バイアス　対象者は家族について詳しいため，患者の家族歴は多めに評価される。 ・曝露疑いバイアス　質問者が研究内容に予断をもっており，回答を誘導するような態度をする場合に違いが生じる。 ・質問者バイアス　質問者が症例に熱心に質問したり，対象者によって質問の程度が異なったりする場合に違いが生じる。
交絡バイアス：調査対象以外の要因が存在し，それが要因に影響して生じるバイアス

　バイアスは妥当性，信頼性に大きく影響する要因であり，研究結果を誤って評価してしまう原因となるため，あらかじめ除く必要がある。栄養教育の計画時点において，バイアスの生じ得る状況を想定して，その影響をできる限り取り除いておく。バイアスの原因にはさまざまなものがあり，主なものとしては，①選択バイアス，②情報バイアス，③交絡バイアスがある（表3-27）。

　①選択バイアスの回避：無作為標本抽出を行うこと，介入群と対照群を選択する際に対象要因以外については同一基準を用いること等。

　②情報バイアスの回避：客観的な情報を得るようにすること，盲検（マスク化）の方法を用いること，観察者の訓練をすること等。

5）パイロットテスト（予備試験）

　質問紙を用いた調査を実施する場合に，その調査票の精度が結果に大きな影響を及ぼす。そのため調査に使用する質問票は，事前に研究者がパイロットテストを実施して内容について十分な吟味を行う。パイロットテストは，本格的な研究の予備的な小規模でのテストである。最終的な調査で行う項目をすべて持ち込むとともに，本調査と類似の対象者を選定して実施し，解析手法も同様として実施する。これにより質問票を評価し，改善を行うことができる。

〈引用文献〉
1）遠藤貴広：フィードバック／田中耕治編：よくわかる教育評価，p.58，ミネルヴァ書房，
　　2012

〈参考文献〉
・松本千明：保健スタッフのためのソーシャル・マーケティングの基礎，医歯薬出版，2004
・日本健康教育学会編：健康行動理論による研究と実践，医学書院，2019
・春木　敏編：エッセンシャル　栄養教育論　第3版（補訂），医歯薬出版，2016
・笠原賀子，川野　因編：栄養科学シリーズ NEXT 栄養教育論　第3版，講談社，2014
・武見ゆかり，赤松利恵編：管理栄養士養成課程におけるモデル・コア・カリキュラム準
　拠　第7巻　栄養教育論—理論と実践—，医歯薬出版，2013
・丸山千寿子，足達淑子，武見ゆかり編：健康・栄養科学シリーズ　栄養教育論（改訂第4
　版），南江堂，2016
・伊達ちぐさ，徳留裕子，吉池信男編：食事調査マニュアル　はじめの一歩から実践・応用
　まで　改訂3版，南山堂，2016
・坪野吉孝，久道　茂：栄養疫学，南江堂，2001
・稲垣　忠編：教育の方法と技術，北大路書房，2019
・関口紀子，蕨迫栄美子編：栄養教育論，学建書院　2018
・岡﨑光子編：栄養教育論，光生館，2015
・Contento IR／足立己幸ほか監訳：これからの栄養教育論—研究・理論・実践の環—，第一
　出版，2015
・逸見幾代，佐藤香苗編：改訂　マスター栄養教育論，建帛社，2015
・田中耕治編：よくわかる授業論，ミネルヴァ書房，2013
・Spencer LM, Spencer SM／梅津祐良，成田　攻，横山哲夫訳：コンピテンシー・マネジメ
　ントの展開—導入・構築・活用—，生産性出版，2001
・山下茂子監修：自ら考え行動する人材の育成と目標管理，日本医療企画，2015
・影山なお子：食コーチング，医歯薬出版，2007
・杉山みち子，赤松利恵，桑野稔子編：カレント　栄養教育論，建帛社，2016
・全国栄養士養成施設協会・日本栄養士会監修：サクセス管理栄養士・栄養士養成講座　栄
　養教育論　第6版，第一出版，2019
・赤松利恵，稲山貴代編：栄養教育論，東京化学同人，2016
・Stevensetal DD：大学教員のためのルーブリック評価入門，玉川大学出版部，2014
・西岡加名恵，石井英真，田中耕治：新しい教育評価入門，有斐閣，2015
・長峰純一：費用対効果，ミネルヴァ書房，2014
・Levin HM, McEwan PJ／赤林英夫監訳：教育の費用効果分析，日本評論社，2009
・Hulley SB, et al.／木原雅子，木原正博訳：医学的研究のデザイン，メディカル・サイエン
　ス・インターナショナル，2009

・人間教育研究協議会編：教育評価の課題を問い直す，金子書房，2005

・日本疫学会監修：初めて学ぶやさしい疫学―疫学への招待―，南江堂，2005

・梶田叡一：教育評価，有斐閣，2005

・Oleckno WA／柳川　洋，萱場一則監訳：しっかり学ぶ基礎からの疫学，南山堂，2004

・Drummond MF, *et al.*／久繁哲徳，岡　敏弘訳：保健医療の経済的評価，じほう，2003

・Bailey DM／朝倉隆司監訳：保健・医療のための研究法入門，協同医書出版社，2002

・久繁哲徳：最新医療経済学入門，医学通信社，1997

・野村　拓，松田亮三：わかりやすい医療経済学，看護の科学社，1997

・McLeroy KR, Bibeau D, Steckler A, Glanz K：An ecological perspective on health promotion programs, *Health Educ Q*, **15**(4), 351-377, 1988／Review. PubMed PMID：3068205

・Rimer BK, Glanz K & National Cancer Institute（U.S.）：*Theory at a Glance：A Guide for Health Promotion Practice*, U.S. Dept. of Health and Human Services, National Institutes of Health, National Cancer Institute, Bethesda, MD, 2005

・松崎聡子，安藤芙美，小池久美ほか：デジタル画像を用いた写真撮影法による食事調査の妥当性，女子栄養大学紀要，37号，5-12，2006

・厚生労働省：健康日本21（第三次）のための説明資料（その1），2023
https://www.whlw.go.jp/content/001102731.pdf

・厚生労働省：健康日本21（第2次）の推進に関する参考資料，2012

・厚生労働省：21世紀における国民健康づくり運動（健康日本21）について　報告書，2000

・Green LW, *et al.*／神馬征峰訳，実践ヘルスプロモーション -PRECEDE-PROCEED モデルによる企画と評価，医学書院，2005

・赤松利恵，木村典代編：管理栄養士養成のための栄養学教育モデル・コア・カリキュラム準拠第9巻 栄養教育論 多様な現場での展開と実践，医歯薬出版，2022

・吉川菜穂子，大津一義：PRECEDE-PROCEED Model に基づく肥満予防のための健康教育カリキュラム開発のあり方，順天堂大学スポーツ健康科学研究7，24-38，2003

第4章 栄養教育の場における ライフステージ別展開

1 ライフステージからみた対象者の特徴と場の設定

　私たちの生涯は成長・発達過程によってライフステージとして分けることが可能だが，それらは一生という連続したつながりの中で，相互に関連しあっていることを忘れてはいけない。ライフステージは表4-1に示すとおり，胎児期（妊娠期），0~12か月の乳児期と1~6歳までの幼児期を合わせた乳幼児期（授乳期），小学校に就学中の学童期，中・高等学校等の就学時期にあたり心身ともに成長が著しい思春期，29歳までの青年期，30~49歳の壮年期，50~64歳の中年期に分けることができる成人期，65~74歳を前期，75歳以降を後期とする高齢期からなる。ライフステージごとに，健康・栄養状態の課題は異なるが，成長・発達過程にあわせながら，ライフステージごとのつながりと関連を考慮し，一貫した栄養教育を行っていくことが重要である。

表4-1　ライフステージと主な栄養教育の場

	胎児期	乳幼児期		学童期	思春期	成人期	高齢期
	妊娠期	授乳期					
ライフ ステージ	妊婦健康診査を受診する	乳幼児健康診査を受診する	保育所／幼稚園等に通う	小学校に通う	中・高等学校に通う	大学に通う／職業に就く	退職し地域で暮らす施設に入所する
健康・栄養 状態の課題	・発育障害 ・遺伝 ・先天性	・低出生体重 ・発育発達不良 ・肥満→ ・食物アレルギ→		・貧血 ・摂食障害 ・やせ→		・メタボリック 　シンドローム→ ・生活習慣病→ ・更年期障害	・フレイル ・低栄養 ・認知症 ・ロコモティブ 　シンドローム ・サルコペニア ・骨粗しょう症
主な栄養 教育の場	産科婦人科病院 保健センター 子育て支援センター 子育てサロン／サークル	保育所 認定こども園 幼稚園		小学校 学童保育所 児童館	中学校 高等学校	大学 学生／社員食堂 健康保険組合 （健診機関／保健管理センター） 保健センター	保健センター 福祉施設 通所施設 生涯学習センター

また，私たちは暮らしの中で，学校等に通ったり，働いたり，さまざまなサービスを受けたりしている。それらの場や機会において，それぞれの健康・栄養状態の課題にあわせた栄養教育が行われている。ライフステージと主な栄養教育の場となり得る施設や機関を表 4-1 に示した。

　教育者として管理栄養士は，自身が栄養教育を実施する場での教育的アプローチだけでなく，関連する人，施設や機関と連携することも環境的アプローチとして重要である。どの栄養教育の場であっても，関連する人，施設や機関と目標を共有し連携しながら，学習者を発信者（個人レベルのエンパワメント）として，地域が活性化（地域システムレベルのエンパワメント）することが，近年重要視されている持続可能な発展（sustainable development）につながるだろう。

　実際に栄養教育プログラムを展開していく場合，その場に関する根拠法令等を踏まえたうえでその特性を理解し，実施可能な計画を立案する必要がある。手順ごとの詳細は第 3 章に示したとおりである。手順としてはまず，健康・栄養状態の課題を抽出し，学習者を仮に設定する。次に，行動科学理論やモデルを用いて健康・栄養状態の現状について仮説を立て，仮説に基づき変容をねらう食行動を特定する。そのうえで仮目標を設定し，健康・栄養状態の現状と食行動との関連について，アセスメントを行い要因分析する。さらに，要因分析の結果より具体的な学習者を決定し，目標を修正および決定する。その後，栄養教育プログラムの立案と評価方法を定め，経過評価と形成的評価によって微修正を加えながら実施する。プログラム終了後，影響評価，結果評価等を行い次回に向けて見直しをする。

　健康・栄養状態の課題やターゲットとすべき食行動の抽出方法は主に 4 つあげることができる。①専門家（自分自身）の認識から，②社会から（例えば，食生活指針や食事摂取基準からの逸脱による健康・栄養状態の問題，健康日本 21 や食育推進基本計画等の目標），③学習者から（例えば，疫学的・実証的な情報，学習者の認識と要望），④管理者側の要望から，である。

　また，どのライフステージにも取り残されやすい学習者が存在することも忘れてはならない。けがや病気等がある人，障がいのある人，またそれらの人をケアする人，経済的に困窮している人，外国籍の人，被災した人，宗教や自身の主義等により食事に制約がある人である。ほかにも競技スポーツをするアスリート，夜勤労働者や特殊勤務者等もあげることができる。さらに，これらの人たちは状況が重複することもあり，その場合はより取り残されやすくなり，注意する必要がある。また，これら学習者に対する栄養教育の場も多様であり，場合によっては教育者自ら場や機会をつくり出す必要がある。関連する人，施設や機関との連携がさらに求められる。ライフステージの特徴とあわせて，変容をねらう学習者の食行動の個人的要因と環境的要因をていねいにアセスメントすることが不可欠である。

❷ 保育所・認定こども園・幼稚園における栄養教育の展開 ▬

▌（1）保育所・認定こども園・幼稚園における栄養教育の特徴

1）保育所・認定こども園・幼稚園における栄養教育

　保育所・認定こども園・幼稚園（以下，保育所等）における栄養教育は主に乳幼児とその保護者が対象となる。成長と発達の著しい年代であり，授乳や離乳食を経て幼児食へと進む中で，管理栄養士の果たす専門的役割は大きい。保育所は，０歳から就学前の乳幼児を対象とする保育所保育指針に基づいた保育施設である。認定こども園は，幼稚園と保育所の機能を併せもつ施設であり，幼保連携型認定こども園では幼保連携型認定こども園教育・保育要領に基づき０歳から就学前の乳幼児を対象としている。幼稚園は，３歳から就学前の幼児を対象とし，幼稚園教育要領に基づき各施設において栄養教育を実施している。

　幼児期は，楽しく食べる子どもに成長していくことを期待しつつ，食べる意欲を大切にして，食の体験を広げていく時期である。「楽しく食べる子どもに〜保育所における食育に関する指針」[1] では，幼児期に育てたい "食べる力" として５つの子ども像（①お腹がすくリズムのもてる子ども，②食べたいもの，好きなものが増える子ども，③一緒に食べたい人がいる子ども，④食事づくり，準備にかかわる子ども，⑤食べものを話題にする子ども）を掲げている。これらの食べる力を育むために保健医療従事者等が共有すべく支援の方向性を提示することをねらいとして，「幼児期の健やかな発育のための栄養・食生活支援ガイド」[2] が作成された。ここでは，幼児期における子どもの栄養・食生活の心配ごとおよび保護者の課題と課題改善のための支援の考え方と方向性が示されている（図4-1）。子どもの心配ごとおよび保護者の課題は，発育・発達・健康，食事・間食・飲料，食事への関心・行動，生活に分類され，各課題に対応するための支援者の活動が位置づけられている。

　各施設においては，身体計測や健康診断，給食の喫食状況等の観察からアセスメントを実施する。保護者とのかかわりが多い年代であるため，送迎時や連絡帳等を用いて日々の家庭での喫食状況を聞き取ることも重要である。身長や体重の推移から，発育や栄養状態を成長曲線にあてはめて評価する。保護者が子どもの体格に対して誤った認識がある場合，成長に影響を及ぼすため正しい理解を促す。乳幼児期は食物アレルギーの発症率がもっとも多い年代であり，小食，偏食，むら食い等，成長過程における食の問題も多くみられる。そのため，やせや発育不良，肥満等の身体的な発育課題や生活リズムの不規則等，保護者の悩みはつきない。栄養教育においては，栄養カウンセリングの技法を用いて，保護者の心配ごとを受容して困り感に共感し，画一的ではなく，個々にあわせた食生活支援を行う。各施設では，多職種や地域のさまざまな組織・団体と連携することで，子どもや保護者の支援へとつなげていく（図4-2）。

図4-1 幼児期における子どもの栄養・食生活の心配ごとおよび保護者の課題と課題改善のための支援の考え方と方向性

	発育・発達・健康	食事・間食・飲料	食事への関心・行動	生活
子どもの栄養・食生活の心配ごと	身体的 ・発育（肥満度） ・排便習慣 ・食物アレルギーがある ・食欲がない 精神的 ・食事が楽しくなさそう ・食事がおいしくなさそう ・食事が安心・安全の場でない 口腔機能 ・歯が痛い ・歯みがきを嫌がる ・噛むことや飲み込みが苦手 ・口からこぼしやすい	量 ・食べる量（少ない、多い） ・むら食いがある ・食事、間食の回数（多い、少ない） 質 ・栄養バランスがよくない ・食品、料理の種類、組合せがよくない ・彩りがよくない ・食べたことのある食物の種類が少ない ・ファストフード、即席麺、加工食品が多い ・食べ物のかたさ、大きさに気をつけていない	食事をつくる力 ・食べ物への関心がない ・食材の栽培体験がない ・食事の準備や後片づけの手伝いをしていない ・料理づくりをしていない 食を食べる力 ・食べる物に偏る ・あそび食べをする ・だらだら食べる ・早く食べる、よく噛まない ・食具を使えない	生活習慣 ・就寝・起床時間が遅い ・運動や外遊び体験がない ・電子メディアの視聴時間が長い ・食事、間食時間が規則正しくない ・食事、間食のタイミングが遅い ・食事時におなかがすいていない ・家族や保護者と一緒に食べる機会がない
保護者の課題	子の身体的・精神的健康、口腔機能 ・発達特性を確認していない ・仕上げみがきをしていない	子の食事への関心・理解 ・量や、食べ方の理解がない ・種類と量を管理していない ・子の主体性を大切にしていない ・保育所等での子の食事の様子を知らない	子の食事への関心・行動 ・その食事への得意、不得意 ・子どもと一緒につくることがない	自身の生活の理解 ・生活リズムの不規則（食事時間、回数） ・食生活スタイルに改善すべき点がある
支援者の活動	保護者への支援 ・子の身体的、精神的健康、口腔機能の発達特性を確認し、理解してもらう	保護者への支援 ・子の食生活への関心をもってもらう ・子の食事量、食べ方の特徴を理解してもらう	子ども、保護者への支援 ・保護者の困り感に共感する ・保護者と子の食事への関心や行動、食べる力を促し、食事をつくる変容を促し、食べる力を向上してもらう ・保護者と子に、楽しく食べることの大切さを理解してもらう ・保護者と子に、一緒につくる、食べることのよさを理解してもらう	保護者への支援 ・自身の生活習慣が子の食生活へ影響することを理解してもらう ・子育て情報や支援の場を共有し、活用の方法を提案する ・保育所等での保護者のかかわりについて理解してもらう

子どもと保護者の食生活支援のために組織内の多職種と連携し、地域のさまざまな組織、団体と連携する

（出典　厚生労働科学研究費補助金「幼児期の健やかな発育のための栄養・食生活支援に向けた効果的な展開のための研究」：幼児期の健やかな発育のための栄養・食生活支援ガイド［確定版］，2022．一部改変）

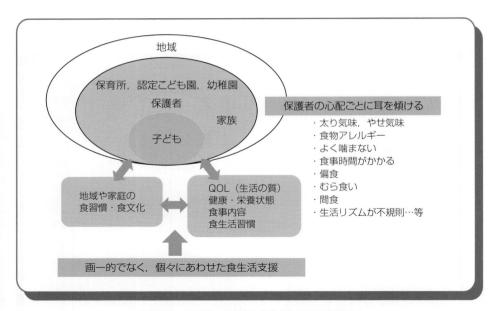

図4-2　子どもの栄養・食生活支援の概念図

(出典　厚生労働科学研究費補助金「幼児期の健やかな発育のための栄養・食生活支援に向けた効果的な展開のための研究」：幼児期の健やかな発育のための栄養・食生活支援ガイド〔確定版〕，2022，一部改変)

2) 子どもや保護者の心配ごとに応えるための栄養教育

　成長の著しい乳幼児期は食事の食べ方や生活習慣を周囲の大人から学び，見本となるモデルを介して日々成長するため，モデリング（p.15）を上手に活用する。食事の場面においては，一緒に食べる人がモデルとなるため，「おいしいね」「これも食べてみようかな」「ごちそうさまでした」等の，声かけから子どもの食事への関心を促す。また，食事の規則性や食事の内容，食事に対する価値観等，それぞれの食環境の中で，子どもは大人とかかわりながら自らの食習慣を確立していく。食事を通したコミュニケーションはおいしさ等を共感しあう場となり，食事をともに楽しむことで豊かな人間関係が形成されやすい。また，食べ物は，誤嚥や窒息の原因となることもあるため，食べ物を口に入れたまま遊ぶことがないよう注意する。スマートフォンを見ながら等，食事に集中していない危険な食べ方を大人は見せずに，ゆっくりとよく噛んで食べる姿勢を示すことで事故を避ける食べ方を身につけていく。

　食べることを楽しいと感じてもらうためには，オペラント強化（p.40）を用いて，できたことを認め，励まし，毎日の食事の役割や喜びを伝える場とする。苦手な野菜を食べられたとき等，保育者や保護者からの承認は子どもの次の頑張りにつながる。

　スモールステップ（p.18）で成功体験を増やすことは，子どもの自己効力感（p.17）を高める。保育者や保護者はそれらを体験できる環境をつくるこが大切である。幼児期はフォークや箸等の食具の使い方を獲得していく時期であるが，その前段階となる手づかみ食べは食べ物と口までの距離感をつかむ大事な過程である。この時期は食卓が食べ物で散らかることが続くが，子どもの自分で食べたいという意欲を大切にし

て，保護者が手を出さずに見守ることも自己効力感の醸成につながる。保育所等においては縦割り保育などで年代の異なる園児のかかわりをもつ等，ピア・エデュケーション（p.85）をうまく活用する。

保護者におけるソーシャルサポート（p.18）は個別に差があるため，保育者とのかかわりによるサポートは欠かせない。困りごとに寄り添う情動的なサポートはもちろんのこと，保護者のニーズに沿った情報的サポートを効果的に提供し，家庭における子どもの食事や生活リズムに対する専門職からの評価的なサポートも必要となる。

■（2）保育所・認定こども園・幼稚園における栄養教育の実際

次世代を担う子どもが心身ともに健やかに成長するうえで，食を通じて生きる力を身につけることは重要である。その食育の場として，保育所等の役割は大きく，家庭や地域との連携や情報共有しながら食育や食生活支援することが求められる。子どもの食にかかわる場としては，家庭が中心となるのは当然である。しかし，子育て環境をめぐっては，共働き世帯やひとり親家庭の増加，核家族化による家庭内での子育て協力が得られにくい状況や，兄弟姉妹がなく乳幼児と接する機会がないまま親となった保護者の増加，地域住民とのつながりの希薄さ等から，子育てに負担や不安，孤立感を抱える保護者は多い。そのため，乳幼児の食を営む力を育成するための支援と，保護者を対象とした養育力向上のための子育て支援の両面を重視することが求められている。保育所保育指針解説（厚生労働省，2018）には「保育所における保護者に対する子育て支援は，子どもの最善の利益を念頭に置きながら，保育と密接に関連して展開されるところに特徴があることを理解して行う必要がある」ことが示されており，その支援は保育所に入所している児童の保護者支援のみならず，可能な限り地域における子育て支援としての保護者支援（保育所等を利用していない家庭も含む）を行うことが求められている。

一方で，保護者や子どもと直接接する機会の多い保育士等の保育者（以下，保育士等）にとって，保育所等における食事場面での子どもとのかかわり方や家庭へのフィードバック等，個々のケースへの対応に悩みを抱えることも多い。近年では「保育所での保育士等による子どもへのかかわりについて，保育所保育指針に示す子どもの人権・人格の尊重の観点に照らし，改善を要すると判断される行為」である不適切保育にあたることを懸念し，保育現場における子どもへの食のかかわりに苦慮する保育士等も見受けられる。栄養士・管理栄養士が配置されない保育所等では，食や栄養に関して施設内に相談できる専門家がいないことから，保育士等の知識やスキルおよび自己効力感を高める取り組みの意義は大きい。そこで本項では，乳幼児自身の食の発達を支えるための食育と，保育所等における保護者支援の観点および保育士等への支援としての栄養教育について述べることとする。

保育所等では，小・中学校のように各教科等に関連づけて食育を行うのではなく，子どもが日々の生活や遊びの中で，食にかかわる体験を積み重ねながら「食を営む

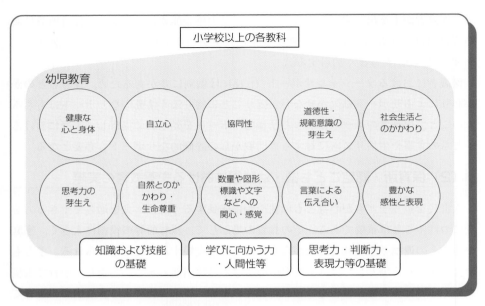

図4-3　幼児期の終わりまでに育ってほしい10の姿

（資料　文部科学省：幼稚園教育要領・保育所保育指針（2017年告示）を基に筆者作成）

力」の基礎を培っていくことを目標として行う。2017年に改訂・改定された「幼稚園教育要領」「保育所保育指針」「幼保連携型認定こども園教育・保育要領」（以下「要領・指針」）では，小学校の学びへとつなぐ幼児教育のあり方として「幼児期の終わりまでに育ってほしい10の姿」（図4-3）が示された。これは，保育所等での生活を通じて「知識および技能の基礎」「思考力，判断力，表現力等の基礎」「学びに向かう力，人間性等」が育まれている子どもの就学前の姿を具体的に示したもので，食もその育ちに大きく寄与する。例えば給食等の食事時間は，友達と食べることの楽しさを経験したり，手洗いの習慣を身につけること等を通じて，心と体の充実感が得られたり（健康な心と体），食事前後のあいさつ等のマナーを身につけること（道徳性・規範意識の芽生え）ができるほか，生き物としての食材に興味を抱き，感謝の気持ちを感じること（自然とのかかわり・生命尊重）や仲間と協力して食事準備にかかわること（協同性），食べ物をこぼしたときに自主的に拭く・拾う（自立心）等，さまざまな資質・能力の基礎を培う場となっている。食育を行うにあたっては，食に関する知識やスキルを習得することのみに焦点をあてるのではなく，日常の生活や遊びをとおして，さまざまな食の体験を積み重ねるよう留意する。子どもが受け身にならずに自ら興味・関心をもち，主体的な取り組みを促すことや，子ども同士の対話をとおして考え，伝えあうことで学びが深まるよう工夫することが大切である。

　保護者支援は，子育ての不安や負担を軽減し，日常生活の中で自信をもって子どもや子育てに向き合うことが容易になるために行う。保護者懇談会や給食の試食会等で多くの保護者が集まった際に，保育士等と保護者，保護者同士の交流を目的に栄養教

育の場を設けることが考えられる。給食や食育，そのほか行事の様子等についての報告や，家庭での日常の食生活に生かせるような講話を行う。そうすることで，子どもの食と栄養を考えるきっかけとなり，知識を身につけたり意識を高めたりすることが可能である。知識やスキルを身につけてもらうために料理教室を開催することもよいが，多くの保護者は仕事と家事，子育てを両立しており，参加が難しいと躊躇したり断念したりする場合が多い。そのため，つくり置きや時短レシピを複数紹介する動画を作成し，QRコードを掲載したリーフレットを配布する等で代用することは有用である。これらを行う際には，イノベーション普及（p.20）に影響する要因に照らしあわせる。特別な食材や調味料，調理器具を使用せず普段の食事に組み合わせやすい料理を選ぶことや，試食が可能なこと，試食した感想等を他者と共有することで，より家庭において調理してみようという意欲が高まり，自宅での採用につながりやすい。テーマを設定して保護者同士でグループワークを行い，意見交換や情報共有する時間を設けることは，他者の経験や価値観を知るよい機会となる。同じような困りごとを有することへの共感や安心感が生まれることで前向きな気持ちになれること，育児不安の解消につながる。また，子どもの食生活等で改善できた事例等を直接聞くことで，他者の実践がモデリングとなり行動を促すきっかけとなることや，自分自身が実践してきたことについて再確認することも期待できる。特に，食物アレルギーや発育・発達に課題のある子ども，個別に支援が必要なケースに関しては適切な情報提供を行うほか，行政等の関係機関につないでいくことが大切である。子育て支援は，保護者自らの対処能力の向上のみならず，必要な他者との関係性構築のための支援でもあることを忘れてはならない。

　栄養教育の実施にあたり，当事者としての保護者や子どもへのアセスメントを行い，ニーズを把握しておくことが重要である。その際に，生態学的モデル（p.6）を用いて，子どもを中心に据えるだけではなく，保護者自身を個人的要因として位置づけて，家族や友人等の個人間要因，職場等の組織要因，居住する地域，子どもやそのきょうだいが通う学校や保育所等といった地域・コミュニティ要因のように，多層的に影響要因を考えるとよい。定期的に保護者アンケートを実施するほか，送り迎えの際や連絡帳等を通じて，保護者が普段から子どもの食に関して気になっていることや困りごとについて把握しておくことが大切である。また，日頃から子どもにかかわり，ひとりひとりの性格や特徴を熟知する保育士等からの主観的な情報も，子どもが抱える潜在的な課題とその原因となる背景等を探ることができる。特に，給食やおやつの時間帯において，観察された情報を普段から把握しておくとよい。まずは，保護者が仕事をもちながら子育てしやすくするためにはどのような問題を解消することが必要なのかを考え，それらがひとつずつ軽減していく過程で食事の内容や栄養摂取状況が改善していくよう，プログラム内容を検討していく。その結果，保護者の自己効力感が高まるよう支援していくことが望ましい。

　保育士等への支援は，保育士等が子どもの食や栄養についてさらなる知識やスキル

表4-2　保育所等で3〜5歳の子どもを対象とした栄養教育プログラム例

栄養教育プログラムの流れ		内容の具体例
計　画 (plan)	アセスメント （仮説検証）	・身長，体重（身体計測） ・残菜の量（給食日誌等） ・食欲，好き嫌い，食事中の姿勢（給食の際に保育者，管理栄養士が観察） ・家庭での食習慣，食行動（連絡帳や保護者からの直接の聞き取りや保護者アンケート）
	目　標 　結果目標	・子どもの健全な発育と発達がみられる ・給食を楽しみにする子どもが増える ・給食に自発的にかかわる子どもが増える
	行動目標	・野菜を残さずに食べる ・給食の準備や後片づけを手伝う ・日常生活の中で野菜のことを話題にする
	学習目標	・いろいろな野菜があることを知る ・いろいろな野菜に興味をもつ
	環境目標	・家庭において，野菜について話したり考えたりする機会が増える ・家庭において，子どもと一緒に食材を購入しに行く頻度が増える
	実施目標 （教育内容と方法）	・3〜5歳児のたて割り保育のクラス15名 ・1回目は保育者，2〜4回目は保育者，管理栄養士，調理員がかかわる
実　施 (do)		1回目：野菜の絵を描こう（グループワーク） ・野菜の絵本を読み聞かせする ・絵本に出てきた野菜のほかに知っている野菜や，最近保育所等や家でどんな野菜を食べたのか，思い出してもらう ・模造紙などの大きな紙に，食べたことのある野菜をできるだけたくさん描いてもらう。壁に貼って，グループごとに発表する 2回目：カレーの具材を考えよう（グループディスカッション） ・みんなで描いた絵を参考にして，グループでカレーにあう野菜について話し合う ・3〜4種類の野菜を決める 3回目：野菜を買いに行こう（体験学習） ・市場（またはスーパーマーケット）に行き，カレーに入れる野菜を探して，購入する 4回目：野菜のカレーを食べてみよう（給食） ・年長の子どもがごはんとカレーを盛りつける ・みんなで選んだ野菜は，どんな味がするか実際に食べてみる
評　価 (see) (check, act)		・給食を楽しむ子どもの数（結果評価） ・給食の残菜量（影響評価） ・家庭で野菜のことを話す子どもの数（影響評価） ・毎回の子どもの反応や発話（経過評価） ・保育者，管理栄養士，調理員の連携（経過評価）

や関心をもち，子どもと保護者の支援を円滑に行いやすくするために行う。保育士等のキャリアアップ研修会等，研修のテーマとして実施することが考えられる。子どもの食と栄養に関する方針は施設によって多様である。積極的に取り組んでいる施設やユニークな試みを導入する施設の事例報告からは多くの示唆を得ることができる。なかでも，保護者とのかかわり等も紹介してもらうと，実際の保護者支援の参考になることがある。さらに，好き嫌いが多い子どもや食べてくれない子どもへの対応等，子どもへのかかわりの中で起こり得る事例や，保護者から相談されるがどのように回答

表4-3　保育所等における1・2歳児の保護者を対象とした栄養教育プログラム例

栄養教育プログラムの流れ		内容の具体例
計画 (plan)	アセスメント （仮説検証）	・身長，体重，歯の萌芽状況（身体計測） ・子どもと保護者それぞれの生活習慣，朝食摂取状況，食知識・スキル・態度 　（連絡帳や保護者からの直接の聞き取りや保護者アンケート）
	目　標 　結果目標	・子どもの適切な成長と発達がみられる ・子どもと食事を楽しむ者が増える
	行動目標	・子どもが朝食（お菓子ではない）を毎日食べる ・子どもと一緒に食事をする ・つくり置きや時短料理を日常生活に活用する
	学習目標	・子どもが大人と一緒に食べるメリットについて理解する ・つくり置きや時間をかけずにつくれる調理法を知る ・朝食が成長にとって大切であることを理解する ・食生活に自信がもてる
	環境目標	・保護者同士のネットワークができる ・困りごとを相談できる適切な機関や団体が増える
	実施目標 （教育内容と方法）	・仕事をもつ保護者が多いことを考慮し，土日に実施する。 ・保育者との連携で，託児スペースを設ける。 ・春と秋の年2回の開催とし，各回子どものための食育講座とグループワーク 　を行う。終了後は個別相談を受けつける。 ・1つのグループは4人程度とし，進行は管理栄養士が統括する。
実　施 (do)		1回目（春）：「子どもと一緒に食べよう」 2回目（秋）：「朝ごはんは元気のもと」 ・いずれも保護者懇談会の後，引き続き実施する ・テーマについて管理栄養士から講義を行う ・グループディスカッションでは，テーマに関連した保護者が抱えるよくある 　困りごとをいくつかあげ，それぞれの家庭での考え方やどのように対応して 　いるのか，あるいは克服したのか等の意見を交換，発表する ・つくり置きや時短レシピを試食してもらいながら，リーフレット（動画QR 　コードつき）を配布し，ポイントの説明を行う
評　価 (see) (check, act)		・子どもの身長，体重（成長曲線）（結果評価） ・保護者の自己効力感（結果評価） ・食生活の状況等（食事内容，食事摂取量，食行動）（影響評価） ・保護者の学習目標の達成度（影響評価） ・学習目標の達成度（影響評価） ・個別相談の人数と相談内容（経過評価）

すればよいのか答えに窮するような事例についていくつか取りあげる。そのことについて，どのように対応すればよいのかグループディスカッションを行い，ほかの施設における対応の方針や実際に対応した事例を聞くことに加え，新たなアイディアや考えに触れることで解決策の幅が広がる。また，保育所等への相談や支援が得られたことで，子育ての困難を乗り越えた保護者（当事者）の講話を聞くことや，ディスカッションのグループ発表へのコメントを当事者からフィードバックしてもらうことも実践に生かしやすい。保育士等は自身が食生活を営む生活者でもあり，子どもに深くかかわる専門家としての立場から，現場における子どもの食や栄養についての支援ができる潜在的な能力を有することを実感してもらうようエンパワメントすることが大切

である。

❸ 小・中・高等学校，大学等における栄養教育の展開 ▬

（1）小・中・高等学校，大学等における栄養教育の特徴

1）学校における栄養教育

　学校における栄養教育の大半は，食に関する指導として展開される。学童期は小学校6年間をさし，思春期は医学的に「第二次性徴の始まりから成長の終わりまで」と定義されている。ライフコースからみたこれらの時期は，急激な身体発育，特に第二次性徴の開始や性成熟が進み，精神的な自立も徐々に進む時期で，人間関係の中心が家族から友人，家族以外の大人等へと変化していく。またこれらの時期は，ほかのライフステージと比べ受療率が低い。

　このように心身ともに大きく成長する時期では，エネルギーや栄養素の必要量は増加する。一方で，身体活動量の違い等で，エネルギー必要量の個人差も生じやすくなる時期でもある。さらに食品を自ら選択する機会が増えてくるため，肥満・やせのほか，朝食欠食・偏食・孤食等の食生活上の問題も生じやすい。肥満ややせ等に関連したエネルギー摂取量の過不足のアセスメントは，成長曲線（身体発育曲線）上のパーセンタイルカーブに沿っているか，成長曲線から大きく外れるような成長の停滞や体重増加がないか等を，検討することが重要である。

　栄養素摂取状況では，男女ともに特に15〜19歳のカルシウムや鉄の平均摂取量をみると，日本人の食事摂取基準の推奨量を大きく下回っている（国民健康・栄養調査，2019）。この時期にカルシウム摂取量を増加させることは，最大骨量を高く獲得しておくためにも重要である。鉄の平均摂取量も，特に女子においては，思春期の著しい発育による鉄の需要の増加に加え，月経開始による損失も伴うとますますその需要は増加する。そのような中で，やせ願望による食事制限等により，食事から成長に見合う鉄の供給がないと鉄欠乏性貧血を生じやすくなる。

　児童生徒の健康状態に関する情報としては，学級担任や養護教諭等との相互の連携により，健康観察や保健調査，健康診断結果のほか，家庭，保護者からの電話や電子メール等による，児童生徒個々の健康情報や学校給食の摂取状況を活用する。また，学校だけではなく，家庭や地域における日常生活やライフスタイルに関する情報も重要となっている。なお，日常生活での配慮や注意が必要なアレルギー疾患や心疾患，腎疾患等がある場合は，保護者・主治医と連携し適切に対応していくために，学校生活管理指導表の提出を保護者に求めている。

　児童生徒への個別的な相談指導は，身体状況，栄養状態や食生活等を総合的に評価・判定し，家庭や地域の背景，食に関する知識や理解度等を考慮し，児童生徒に適した指導にあたることが大切である。留意点としては，特別扱いということで，心に過大な重荷となったり，いじめのきっかけになったりしないよう配慮すること等があ

げられる。

2）食に関する指導の全体計画

　学校全体で食育を組織的，計画的に推進するためには，各学校において食に関する指導の全体計画を作成することが必要である[3]。この全体計画には2種類ありその1つを図4-4に示す。この計画は，食育を推進するための校内組織が校長のリーダーシップのもとに作成していく。学校の実態や課題を学校評価や保護者アンケート等か

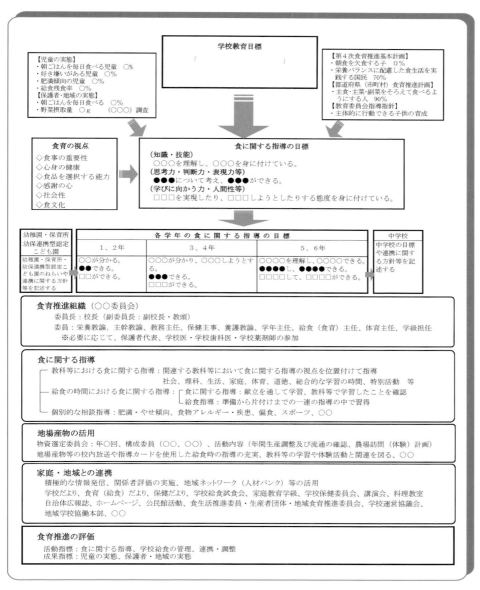

図4-4　食に関する指導の全体計画①（小学校）例

（出典　文部科学省：食に関する指導の手引き-第二次改訂版-，p.42，2019 を一部改変）

表4-4 食育の視点

1 【食事の重要性】食事の重要性，食事の喜び，楽しさを理解する。
2 【心身の健康】心身の成長や健康の保持増進のうえで望ましい栄養や食事の摂り方を理解し，自ら管理していく能力を身につける。
3 【食品を選択する能力】正しい知識・情報に基づいて，食品の品質および安全性等について自ら判断できる能力を身につける。
4 【感謝の心】食べ物を大切にし，食料の生産等にかかわる人々へ感謝する心をもつ。
5 【社会性】食事のマナーや食事を通じた人間関係形成能力を身につける。
6 【食文化】各地域の産物，食文化や食にかかわる歴史等を理解し，尊重する心をもつ。

(出典 文部科学省：食に関する指導の手引き-第二次改訂版-，p.16，2019，一部改変)

ら明らかにし，それらに基づいた食に関する指導の目標や評価指標等を設定し実践する。また，この食に関する指導の目標の中には，6つの食育の視点も位置づけていく（表4-4）。

小学校の場合，保育所等や中学校とのつながりも意識する。さらに，「地場産物」の活用については，学校給食に地域の産物を活用することによって，地域の食文化や産業，生産，流通，商品等について理解することができるようにする。食に関する指導の全体計画の評価としては，作成時に設定した指標（食に関する指導の取り組み回数やその成果）を評価しながら次年度に向けた新たな計画に反映させる。

学校における食育の推進の位置づけについては，小・中・高等学校の学習指導要領の「総則」に，児童生徒の発達段階を考慮して学校の教育活動全体を通じて行うことや，教科の特質に応じて適切に行うこと等が規定されている[4]。また，各学校の教育課程の編成および実施にあたり，学校保健計画，学校安全計画，食に関する指導の全体計画，いじめの防止等のための対策に関する基本的な指針等，各分野の全体計画等と関連づけながら効果的な指導が行われるように留意することが示されている。

国のGIGAスクール構想により，児童生徒が1人1台端末を使用する等学校のICT（情報通信技術）環境が急速に整備されており，今後は，この新たなICT環境を活用した食に関する指導方法の充実も期待されている。

〈学習指導要領〉
学習指導要領は，公の性質をもつすべての学校において，児童生徒が一定の水準の教育を受けられるようにするため，学校教育法に基づいて文部科学省が定める教育課程の基準であり，各教科等の目標や指導すべき内容等が示されている。学習指導要領には，小学校・中学校・高等学校・特別支援学校（小学部・中学部・高等部）の4種類がある。その構成は，「総則」「各教科」「総合的な学習の時間」「特別活動」等の章からなる。

（2）小・中学校における栄養教育の実際

1）教科等における食に関する指導

　食育基本法では，食育を，生きる上での基本であって，知育，徳育及び体育の基礎となるべきものと位置づけ，「食」に関する知識と「食」を選択する力を習得し，健全な食生活を実践することができる人間を育てることをねらいとしている。

　学校における食育は，食に関する指導の基本的な考え方，指導方針等を明確にし，教職員の共通理解を図り，学校の教育活動全体を通して行われる[3]。その中心を担う栄養教諭は，学校給食を生きた教材として活用することで食に関する指導を充実させることができる。食に関する指導を，教育活動全体をとおして意図的，計画的，そして組織的に実施するためには，各学校で全体計画を策定し，さらに学年ごとに年間計画を作成して，給食の時間や各教科における指導を，体系的，継続的に行う必要がある。食に関する指導は「教科等における食に関する指導」，「給食の時間における食に関する指導」と「個別的な相談指導」に大別される。本項では「教科等における食に関する指導」について解説する。

　小・中学校学習指導要領（平成29年告示）において，学校における体育・健康に関する指導について「体育科（保健体育科），家庭科（技術・家庭科）及び特別活動の時間はもとより，各教科，道徳科，外国語活動及び総合的な学習の時間などにおいてもそれぞれの特質に応じて適切に行うよう努めること」と示された[4]。表4-5に食に関する指導の内容と関連している主な教科の例を示す。学校での食育は，身体の健康管理のための栄養指導だけではなく，食を通じて地域の理解を深め，食文化や郷土食を継承し，食事による団らんを通じた人間関係の構築や社会性を身につけさせることも求められる。

　小学校低学年では，学級活動において食に関する指導が行われることが多い。特別活動では，学級活動の「内容（2）エ　食育の観点を踏まえた学校給食と望ましい食習慣の形成」において，食に関する指導を行うこととされている[5]。バランスのよい食事については中学年から指導するが，5大栄養素については5年生の家庭科で学ぶため，中学年では主食・主菜・副菜または3色食品群を使って指導する。高学年になると，関連している教科の中でも，家庭科で食に関する指導を行うことが増える。家庭科では，学習内容を自分の生活に結びつけて学習活動を展開するという教科の特質から，食に関する指導が行われることが多い。他教科等で学んだことを家庭科に関連づけることによって，自分の生活を工夫して実践することができる。関連する教科等において食に関する指導を行う場合には，その教科の目標がよりよく達成されることを最優先にする。各教科等には，それぞれその特質に応じて，「知識・技能」，「思考力・判断力・表現力等」，「学びに向かう力・人間性等」の3つの柱に沿った資質・能力の育成を目指し，目標が示されている[6]。目標や内容，題材や学習活動，教材等を，食に関する指導と関連づけ，関連づけた教科の目標達成の過程に食育の視点

表4-5　食に関する指導と関連している主な教科の例

		食に関する指導の内容例	関連している主な教科の例
小学校	低学年	給食の準備と片づけ 箸の持ち方と使い方 食事中のルール おやつの食べ方 行事食	学級活動
		食事の挨拶 朝食の摂取	道　徳 学級活動
		食べ物の旬 1年間の行事と食事	生　活
	中学年	食事のマナー 食べ物のはたらき（3色食品群） 栄養バランス（主食・主菜・副菜）	学級活動
		食べ物の生産，加工 地域の行事食	社　会 総合的な学習の時間
		規則正しい食事 偏食	体　育
		野菜の育ち方	理　科
	高学年	栄養バランスに配慮した朝食献立の作成と調理 食品の保存と食中毒予防 食品ロスと賞味期限・消費期限	家　庭
		5大栄養素 一食分の献立作成 日本の食文化	家庭，総合的な学習の時間
		食料自給率	社会，総合的な学習の時間
		食事と健康	体　育
		世界の料理	社会，家庭，総合的な学習の時間
		地域の産物	道徳，総合的な学習の時間
中学校		適切な食事量 ライフスタイルに応じた食事の摂り方 スポーツと栄養 水分の役割と補給 食事と健康	保健体育
		日本と世界の食文化 食品の安全性と衛生的な取り扱い 朝食の役割 栄養素と6つの基礎食品 栄養バランス（主食・主菜・副菜） 食料自給率 フードマイレージ	技術・家庭
		食料問題 食料生産 食品ロス	社　会
		弁当献立の作成	学級活動
		食にかかわる仕事	総合的な学習の時間

（p.128 表4-4）を位置づける。例として，小学校第3学年の学級活動における食に関する指導をあげる。学習指導要領の総則において，各教科等の指導にあたって，主体的・対話的で深い学びの実現に向けた授業改善を行うことが示された[7]。教科における食に関する指導においても，主体的・対話的で深い学びの視点から，食育の視点で示された内容を踏まえ，育成したい資質・能力を明確にする。

例 小学校における食に関する指導（指導案）

第3学年学級活動学習指導案

　　　　　　　　　　　　　　① 指導教諭 T1 ○○ ○○教諭

　　　　　　　　　　　　　　　　授 業 者 T2 ○○ ○○

1. 日　時：○○○○年 ○月 ○日（ ） 第3校時
2. 学　年：第3学年1組○人（男子○人，女子○人）

② 3. 題材名：3つのスイッチが入る朝食について考えよう

③ 4. 題材設定の理由

　　題材観：本題材は，特別活動の学級活動（2）エ「食育の観点を踏まえた学校給食と望ましい食習慣の形成」を受け，設定した。

　　　　　　○○市立○○小学校の生活状況調査アンケートによると，第3学年では学校に行く日に毎日朝食を食べる児童は84.4%，ほとんど食べる児童は10.4%，あまり食べない児童は3.9%，食べない児童は1.3%である。また，アンケート調査日に朝食を食べた児童は96.1%，食べなかった児童は3.9%でありこの結果からほとんどの児童が毎日朝食を食べている。しかし，アンケート調査日に朝食で野菜を食べた児童は44.2%，食べなかった児童は55.8%，と半数以上の児童が朝食で野菜を食べていない。朝食の効果を十分に得るためには栄養バランスのよい朝食を摂る必要がある。そのために2つの朝食の例を比較し，ただ食べるだけでなく，栄養バランスが整った朝食であることの重要性に気づかせたい。児童自身の朝食を振り返り，赤黄緑の食品のそろった朝食を食べようとする意欲をもたせる題材とした。

④ 　　児童観：本学級の児童は，思いやりがあり，協力してグループ活動に取り組むことができる。授業では積極的に挙手をし，発表しようとする意欲のある児童が多く活発に授業に参加する様子が見られる。これまで，給食当番活動や学習をとおして，給食を楽しみにし，残さず食べようとする意欲や態度が見られ，食べる量や食べ終わるまでの時間に個人差はあるものの，残食は少ない。しかし，朝食のアンケート結果からもわかるように，朝食の内容について意識している児童は少ないように思われる。この原因のひとつとして，朝食に関する知識不足により，なぜ食べる

必要があるのか，どのような朝食を食べるとより健康的な生活
が送れるのかについてわかっていないことが考えられる。

⑤　指導観：指導にあたっては，朝食の役割について考えさせ，朝食の3つ
のスイッチについて説明し，朝食の大切さについて理解させた
い。展開では，2つの朝食例を出し気づきを考えさせることで，
朝食は食べればよいということではなく，栄養バランスよく食
べることの重要性に気づかせたい。そのために，赤黄緑の3つ
の食品グループの役割と含まれる食品について説明することで，
3つの食品グループがそろった食事の大切さを理解させたい。
2つの朝食例の食品を3つの食品グループに分類することで，
栄養バランスの違いを比較し，よくするためにどのような食品
を補えばよいのかについて考えさせることで児童自身の朝食の
改善点をみつける手段にしたい。最後にワークシートを用いて，
児童自身の朝食をふり返り，朝食の改善点を考え，目標を立て
させることで自身の朝食の改善方法を考え実行しようとする意
欲をもつ児童を育てたい。

⑥　5. 題材の目標
・3つの食品グループがそろった朝食が大切だということを理解する。
・自身の朝食の改善点を見つけ，改善しようとする意欲をもつ。

⑦　6. 食育の視点
心身の健康：心身の成長や健康の保持増進のうえで，望ましい栄養のバラ
ンスを考えた朝食が大切なことを理解し，進んで摂ろうとし
ている。

〈評価規準〉

集団活動や生活への 関心・意欲・態度	集団の一員としての 思考・判断・実践	集団活動や生活についての 知識・理解
自身の朝食の改善点を見つけ， 改善しようとする意欲をもつ。		3つの食品グループがそろった朝 食が大切だということを理解する。

①食事の重要性　②心身の健康　③食品を選択する能力　④感謝の心　⑤社会性　⑥食文化

⑧　7. 準備物
・ワークシート　・めあて　・タイマー　・食品カード
・模造紙：・朝食の3つのスイッチ
　　　　　・やすおくん，やすこちゃんの朝食
　　　　　・3つの食品グループ
　　　　　・赤黄緑の分類表

⑨ 8. 学習の展開

過程	時間	学習活動	指導上の留意点		資料	評価規準（方法）
			T1	T2		
⑩ 導入 つかむ	7分	1. 朝食のはたらきについて理解する。	○朝食の必要性について問いかける。	○朝食のはたらきについて問いかける。 →発表内容を3つのスイッチごとに分類しながら板書する。 →朝食の3つのスイッチの教材を提示し，ひとつひとつのスイッチの要約を板書する。	・模造紙：朝食の3つのスイッチ	
			（机間指導）	○ワークシートを配付する。 →3つのスイッチとそのはたらきをワークシートに記入するよう促す。	・ワークシート	
			○やすおくん，やすこちゃんの朝食を示し，気づいたことを問いかける。 （やすおくん） →ごはん 　卵焼き 　ほうれんそうのソテー （やすこちゃん） →食パン		・模造紙：やすおくん，やすこちゃんの朝食	
				○気づきを板書する。		
		2. 本時のめあてを知る。		○本時のめあてを提示する。	・めあて	
			3つのスイッチが入る朝食について考えよう			
⑪ 展開 さぐる	10分	3. 3つの食品グループについて理解する。		○3つの食品グループのはたらきとどのような食品が含まれるのかを説明する。 〈黄の食品〉 　ねつやちからのもとになるはたらき →ごはん，パン，麺，いも，砂糖，油等 〈赤の食品〉 　からだをつくるはたらき →魚，肉，たまご，豆・豆製品，牛乳・乳製品等 〈緑の食品〉 　からだの調子をととのえるはたらき →野菜，果物，きのこ，こんにゃく等	・模造紙：3つの食品グループ	3つの食品グループがそろった朝食が大切だということを理解する。

見つける	13分	4. 朝食の栄養バランスについて考え，改善点をみつける。		○やすおくん，やすこちゃんの朝食の食材を赤黄緑の食品グループのどれにあてはまるか問いかける。 →挙手を促し，食品カードを黒板の教材に貼らせる。 →やすおくんの朝食は赤黄緑のバランスがよいことを説明する。 ○やすこちゃんの朝食に何を加えたらよいのかを問いかける。 →挙手を促す。	・模造紙：赤黄緑の分類表 ・食品カード	
⑫ まとめ 決める	15分	5. 本時の学習をふり返る。	（机間指導）	○授業の内容を踏まえ，児童自身の朝食を振り返り，改善点，目標等をワークシートに記入させる。 ○気づきや感想を発表させる。 ○ワークシートを回収する。	・ワークシート	自身の朝食の改善点を見つけ，改善しようとする意欲をもつ。

⑬ 〈板書計画〉

---

① 指導教諭・授業者　教育実習の場合，指導教諭は，学級や児童生徒の状況を把握している学級担任または教科担任で，授業者は，栄養に関する専門性を有する栄養教諭の実習生となる。

② 題材名　題材を通して学習する内容を端的な言葉で明確に示す。教科によっては単元名となる。「めあて」として児童生徒に提示することもあり，その場合は，児童生徒が理解しやすく興味をもつよう考慮する。

③ 題材観　児童生徒の実態から課題を明確にしたうえで，「何ができるようになるか」という目指す児童（生徒）像を示し，題材設定の意図や期待している事柄を記述する。学習指導要領（例では特別活動における学級活動）の内容を記載すると題材を設定した根拠が明確になる。事前にアンケート調査を実施し，その結果を踏まえて題材を設定することもある。

④ 児童観　学級全体の雰囲気，学習への取り組み状況など，児童の実態について題材と関連のある点を詳細に記載する。

⑤ 指導観　「何ができるようになるか」という目指す児童（生徒）像を念頭に，児童生徒に理解させたい知識や身につけさせたい技術を明確にする。児童生徒にそれらの知識・技術を身につけさせるための具体的な指導内容を指導観として記載する。

⑥ 題材の目標　関連づけた教科等（例では学級活動）の目標がよりよく達成されることを第一義的に考える。⑤で明確にした児童生徒に身につけさせたいことを，食に関する指導の目標を踏まえて題材の目標として設定する。

⑦ 食育の視点　関連づけた教科等（例では学級活動）の目標達成の過程に，6つの食育の視点の中から関連することを位置づける。すなわち，関連づけた教科等（例では学級活動）の評価基準を記載し，それと題材の目標を結びつけ，食に関する指導の評価基準とする。

⑧ 準備物　授業で使用する教材，資料等をすべて記載する。

⑨ 学習の展開　過程，時間，学習活動，指導上の留意点，資料，評価基準を記載する。過程は，導入，展開，まとめに分ける。学級活動の場合は，つかむ，さぐる，みつける，決めるが授業展開の基本形である。指導上の留意点は，ティームティーチング（TT）の場合，T1とT2に分け，それぞれの役割が明確になるように記載する。学習活動は，学習内容を児童生徒の視点で記載するので，「〇〇を理解する」といった表現になり，指導上の留意点は，指導者の視点で記載するので，「〇〇を記入させる」，「〇〇を発表させる」といった表現になる点に注意する。

⑩ 導入　5～10分が適切である。学年に応じて興味を引くよう工夫する。高学年であれば，事前アンケートの結果をグラフ等で示すことも一案であり，課題点を児童生徒が自分のこととして捉えられるよう工夫する。

⑪ 展開　栄養教諭が専門性を発揮して授業を主導する。説明内容，発問内容等を記載する。学級活動における学習指導案の場合，児童生徒が活動する場面，例えばグループワーク等を取り入れるようにする。

⑫ まとめ　10～15分程度で学習内容をふり返り，要点を整理する。食に関する指導は学校だけで行われ，完結するものではなく，望ましい食習慣を形成させ，健康な体を維持・向上させるためには，家庭においても行うことが望ましい。学習したことを実践につなげる工夫や，保護者へ学習内容を伝える工夫があると家庭との連携につながる。

⑬ 板書計画　教材を貼る場所，児童生徒の意見を板書する場所を明示する。近年，タブレット端末や電子黒板の活用も増加している。

　栄養や食事の摂り方について，正しい知識に基づき子ども自らが判断し，食に対して主体的にかかわる自己管理能力，食をコントロールする自己管理能力を育成する。そのためには，各教科等で学んだ知識や技能，資質や能力等の学習成果を相互に関連づけ総合化する必要がある。各学校の実態にあわせて創意工夫することが求められる。

2）給食の時間における食に関する指導

①給食の時間とは

　学習指導要領の特別活動は，学級活動の目標として「学級や学校での生活をよりよくするための課題を見いだし，解決するために話し合い，合意形成し，役割を分担して協力して実践したり，学級での話し合いを生かして自己の課題の解決及び将来の生き方を描くために意思決定して実践したりすることに，自主的，実践的に取り組むことを通して，第1の目標に掲げる資質・能力を育成することを目指す。」[8]と記載されている。目標を達成する場として，学級活動，児童会活動，クラブ活動，学校行事があり，学級活動に位置づいている給食の時間は，学級活動の内容のうちのひとつである「食育の観点を踏まえた学校給食と望ましい食習慣の形成」[8]を達成できることが大切である。

　具体的には，「望ましい食習慣の形成を図ることの大切さや，食事を通して人間関係をよりよくすること」「給食の時間の楽しい食事の在り方や健康によい食事のとり方等について考え，改善を図って望ましい食習慣を形成するために判断し行動できるようにすること」「そうした過程を通して，主体的に望ましい食習慣や食生活を実現しようとする態度を養うこと」[9]といった資質の獲得を目指す。給食の時間において，児童生徒にこれらの資質を習得させるためにどのような指導方法や教材を使用するとよいか，食に関する指導の手引（第二次改訂版）では「給食指導」と「食に関する指導」の2つに分類して記載されている[10]。

　1給食指導　　給食指導における主な指導項目とその内容を表4-6に示す。栄養教

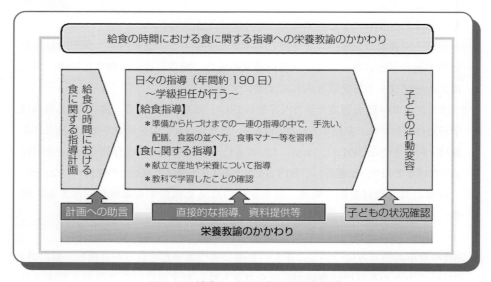

図4-5　給食における食に関する指導

（出典　文部科学省：栄養教諭を中核としたこれからの学校の食育〜チーム学校で取り組む食育推進のPDCA〜，p.10，2017を一部改変）

論は学級担任と協力して給食のルールやアレルギーの指導等の支援をする。

　年間190日程度ある給食は，給食の準備，会食，片づけまでの一連の指導を実際の活動を通して，毎日繰り返し行うものである。正しい手洗い，配膳方法，食器の並べ方，箸の使い方，食事のマナー等を繰り返し児童生徒が実践し，教諭が指導できる[10] 非常に有用な機会である。

　本書で学ぶ学生は，栄養教諭教育実習において，クラスに給食指導の観察および指導補助に行く際に，学級担任や栄養教諭にクラスの給食指導内容を事前に確認しておくことや児童生徒のふだんの給食の時間の様子を聞いておくことが大事である。

②食に関する指導　　栄養教諭は学級担任と協力してティームティーチング（TT）で支援することや学級担任からの依頼で各教室に入り，教壇に立って直接指導する。教材は，児童生徒の目の前にある給食である。給食の献立は生きた教材として，食育の視点である，食事の重要性，心身の健康，食品を選択する能力，感謝の心，社会性，食文化を学ぶことができるように年間指導計画に反映させている。ほかにも，校内放送を例とすると，放送委員会や給食委員会の児童生徒が，今日の献立の内容，一口メモ等を読みあげていくことで，児童生徒が献立の意味や食材についての知識等を知る機会となる。現在はGIGAスクール構想[11] により，各教室にデジタルスクリーンが用意され，テレビ放送ができるようになっている。特に新型コロナウイルス感染症対策として活用が促進され，各教室で児童生徒に食材等の映像と一緒に献立の内容を伝えることが可能である。Paivio A

表4-6　給食指導における主な指導項目とその内容（例）

給食指導	指導項目	指　導　内　容
準備	食事環境	・みんなで楽しく気持ちのよい食事の工夫ができるようにする。 ・正しい手洗いを行い，安全衛生に留意した食事の準備をし，静かに待つ。 ・食事にふさわしい環境を整える。
	当番児童生徒	・給食当番健康チェック表（学校給食衛生管理基準に基づく）を用意し，体調を把握する。 ・身支度や手洗いなどの食事の準備がきちんと清潔にできるようにする。
	運び方	・重いもの，熱いものへ配慮して，教室まで安全に運ぶようにする。その際，担任はつき添って，思いやりや責任をもった活動ができるようにする。
	配食	・一人分の盛り付け量を盛りきる。 ・担任の確認のもと相談し，配食調整する。 ・献立にふさわしい衛生的な盛り付けや，正しい食器の並べ方ができるようにする。
会食	あいさつ	・献立（主食・主菜・副菜）の確認をし，献立名を知らせる。 ・「いただきます」のあいさつをする。
	会食中	・食器や箸の持ち方，並べ方，食事中の姿勢等の基本的なマナーを身につけ，楽しい雰囲気の中で会食できるようにする。 ・落ち着いて食べることができるよう，食べる時間を確保する。
片づけ	片づけ方	・みんなで協力して，手順よく片づけられるようにする。 ・環境や資源に配慮して，学校や地域の分別の決まりごとを守り，片づけるようにする。

（出典　文部科学省：食に関する指導の手引（第二次改訂版），pp.223, 224, 2019，一部改変）

表4-7　活動指標（アウトプット）の評価項目例（給食）

区分		評価指標	評価（特記事項）				
給食の時間における食に関する指導		給食の時間を活用した食に関する指導が推進され，機能しているか。	1	2	3	4	
		□栄養教諭と学級担任が連携した指導を計画的に実施できたか。	1	2	3	4	
		□学級担任による給食の時間における食に関する指導を計画通り実施できたか。	1	2	3	4	
		□手洗い，配膳，食事マナーなど日常的な給食指導を継続的に実施できたか。	1	2	3	4	
		□教科等で取り上げられた食品や学習したことを学校給食を通して確認できたか。	1	2	3	4	
		□献立を通して，伝統的な食文化や，行事食，食品の産地や栄養的な特徴等を計画的に指導できたか。	1	2	3	4	

【評価】　1：できた　2：おおむねできた　3：あまりできなかった　4：できなかった

（出典　文部科学省：栄養教諭を中核としたこれからの学校の食育～チーム学校で取り組む食育推進の PDCA～，p.27，2017，一部抜粋）

らが提唱した「二重符号化理論」[12] では，人間は言語のみの情報を処理した場合により，言語と視覚の両方で情報を処理すると，理解しやすく記憶に残りやすいといわれている。これより，食材や料理の画像が言葉と同時に提示されることは，児童生徒にも望ましいものであろう。

　これらの評価について，表4-7 には食育の評価のうち活動指標（アウトプット）として，栄養教諭と学級担任が連携した指導を計画的に実施できたか等，5項目が例と示されているので参考にしたい[13]。

②給食の時間における指導教材

●給食だより●

　給食だよりは，家庭と自宅をつなぐ非常に有効な教材である。また，給食の時間で活用できる非常に有用な教材でもある。作成する際は，誰に対して，何の目的で書くのか各学校，教育委員会や学校給食センターの方針に沿う。

　体裁については，全学年が読むことを想定し，漢字にルビ（ふりがな）をふることや給食・食育だよりのチェックリスト（例）を参考に内容形式，印刷前，発行後と，それぞれに分けて詳細をチェックしていく（表4-8）[14]。

　教育現場では子どもの視覚の多様性への細かな配慮が求められているので，読みやすさ（リーダービリティー），わかりやすさ（可読性）を考えることが必要である。一般的な書体は，「道」，「令」，「心」の字のように学習指導要領に記された文字の学習の基準（書き文字）と異なった字形をしているものがある。このような文字は教育の場面ではあまり適切ではないが，学習指導要領に準拠しながらも太さの強弱を加え，弱視，視覚過敏，読み書き障害に配慮をした，「UD（ユニバーサルデザイン）デジタル教科書体」が Windows10 以降には搭載されているので活用したい[15]。

　欧米ではグーテンベルク・ダイヤグラムという視線誘導の考え方があり，人間がど

表4-8　給食・食育だよりチェックリスト

1. 内　容
□取り上げた内容，取り上げ方は適切であり，時宜にかなっている。 □学校全体や学年・学級での給食の実際の雰囲気を伝えている。 □特定の学年や学級，個人が偏って取り上げられたりしていない。 □否定的な表現や批判的な論調になっていない。 □学校全体を見通して，すべての学年がほぼ均等に登場している。 □保護者に対する啓発や注文ばかりになっていない。 □専門用語など独りよがりな言葉の使い方をしていない。

2. 形　式
□計画的，定期的に発行している。号数は継続している。 □題字・発行年月日・号数・学級・発行者名など，必要な事項を明記してある。 □分量は適切で，書き過ぎていない。 □文字の大きさは適切で，全体として文章部分と写真・カット等とのバランスがよい。 □内容にふさわしい見出しの工夫をしている。

3. 印刷前
□人権上問題となるような表記や表現はない。 □原稿段階での複数の目で読み直している。 　□管理者　□食育・給食主任　□原稿依頼した場合の筆者　□その他の人 □誤字・脱字・当て字等はない。 　特に，□名前　□日時　□金額　□場所

4. 発行後
□各学級で教師と子どもたちが内容について話し合ったり話題にしたりしている。 □学習指導や生活指導等でも利用されることがある。 □自校の子ども・保護者・職員以外にも読者がいて，感想などを聞くことができる。 □子どもたちや保護者や職員の反応を調べたり観察したりするようにしている。

（出典　全国学校給食協会（吉成勝好）：給食だよりの作り方，学校給食，71.3，pp.84-85，2020）

の視線で資料を読むかが明記されている。それを参考にすると，紙媒体は Z，ホームページは N という方向で記載できるとよいであろう[16]。

　用紙サイズは，A4 判もしくは A3 判（A4 判 2 枚分）がよいであろう。内容として多くの情報を入れたくなるが，2 つ程度にしぼる。さらに関係情報を載せたい場合は，QR コードを活用する方法もある。

　最後に，忘れてはならないのが著作権である。近年 ICT の推進により Web サイトへの献立や給食だよりを公開している学校が増加している。改正著作権法第 35 条では，学校教育においては「授業の過程における利用に供する」複製について，必要と認められる限度において著作権者の許諾は不要とされているが，学校のホームページにイラスト画像を掲載する行為は該当しない[17,18]ため，例外的措置（第 35 条）は適用されず著作権者の許諾が必要である。特に「フリー素材」は，フリーと記載はあるが，会員登録をしてから利用する等，必ず利用規定等が記載されている。使用予定を考えている素材は栄養教諭のみならず，管理職とともに，複数の目で使用に問題がないかを必ず確認することが必要である。また，個人情報保護法や肖像権により，児童生徒の写真等を掲載するときは，本人に加え必ず保護者の許諾が必要であることについて，注意しておきたい。

3）個別的な相談指導

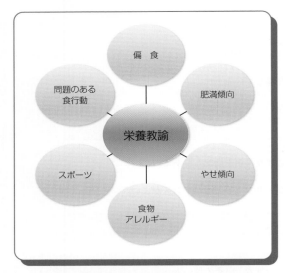

図4-6　想定される個別的な相談指導の内容

個別的な相談指導は，児童生徒の食生活の現状に鑑み，授業や学級活動の中のような全体での指導では解決できない食に関する健康課題を有する児童生徒に対して行う。

個別的な相談指導を行う目的は，対象とする児童生徒の行動変容を促し，良好な生活習慣を獲得すること，あるいは，生活習慣を改善することである。児童生徒が抱えている健康課題の原因を把握し，それを改善するために必要な期間を定め，定期的，継続的に指導を行う。学校全体で取り組み，関係する教職員が共通理解を図り，保護者と連携して行うことが，児童生徒の健康課題解決に有効である。対象となる児童生徒の抽出は主に学級担任が行い，実際の指導は，栄養教諭が主体となって行う。栄養教諭は，対象となる個人の身体状況，栄養状況や食生活等，児童生徒が抱えている健康課題の原因を総合的に評価・判定し，家庭や地域の背景，児童生徒の食に関する知識・理解度等を考慮して指導にあたる。想定される個別的な相談指導の内容を図4-6に示す。

なかでも，近年，食物アレルギーが急増し，原因食品も多岐にわたっている。食物アレルギーは，「食物によって引き起こされる抗原特異的な免疫学的な機序を介して生体にとって不利益な症状が惹起される現象」と定義される（日本小児アレルギー学会，2012）。特定原材料として表示が義務づけられている食品は，えび，かに，くるみ，小麦，そば，卵，乳，落花生（ピーナッツ）の8品目であるが，小児の場合，果実類，魚卵も原因食品に含まれている[19]。栄養教諭は，医師の診断による「学校生活管理指導表」を活用して正確な情報を把握し，該当児童生徒に対して適切な栄養摂取，食の自己管理のための正しい知識について指導する。保護者に対しても家庭の食事に関する助言を行う。

肥満・やせに対する個別的な相談指導においては，まず，性別，年齢別の身長別標準体重を活用し肥満度を算出して肥満・やせの判定を行い，成長曲線を作成して発育・発達に伴う変化を捉え，対象者を抽出する。肥満傾向にある児童生徒については，発育・発達を考慮した無理のない目標を設定し，将来につながる生活習慣の獲得も視野に入れた指導を行う。やせ傾向にある児童生徒については，やせの状況になった原因を究明し，必要に応じて関係機関と連携して指導を進める。

個別的な相談指導は，個人の健康状態，栄養状況，食生活状況，家庭や地域の環

境，知識，理解度，特性にあった指導ができるという利点がある。一方で，多くの時間を要する，差別感が生じやすい，指導者のスキルや言動の影響を受けやすいという問題がある。そのため，個別的な相談指導を行うにあたっては，次の点に注意し，ひとりひとりに寄り添った指導を行うことが重要である。

①個人情報の保護を徹底する。
②対象児童生徒の周囲の実態を考慮し，いじめの対象とならないように相談指導の時間，期日，場所に配慮する。
③高い倫理観とスキルをもって行動変容を促す。
④保護者，学級担任等の理解を得て，緊密に連携しながら計画的に指導を進める。
⑤成果にとらわれ，対象児童生徒に過度な負担をかけないようにする。

（3）高等学校，大学における栄養教育の実際

　高等学校，大学における栄養教育としては，本人への教育的なアプローチが基本であるが，一方では，家族や学校，地域等における環境整備を組み合わせることが求められる。また，インターネット等を駆使して自分自身で情報を探したり活用したりすることが可能な年代でもあるため，ヘルスリテラシーの向上のための教育も合わせて取り入れていくことが望ましい。実際に，スマートフォンの保有率が95.8%（家庭における青少年のスマートフォン等の利用等に関する調査報告書，東京都，2023）とほぼすべての高校生がスマートフォンを所持している現状にある。また高校生のインターネット利用率は98.9%であり，その利用端末としてはスマートフォンが96.9%を占める（令和4年度青少年のインターネット利用環境実態調査結果，内閣府，2023）。インターネットの利用時間は，全世代で20代がもっとも時間が長く平日264.8分，休日330.3分である。また，10代においても平日195.0分，休日285.0分と，若年層の情報源としてはインターネットから入手することが主流となっていることがうかがえる（令和5年版情報通信白書，総務省，2023）。このように，高校生，大学生の世代では日常的にインターネットが利用されていることも踏まえ，栄養教育にも活用していくことが重要である。

　一般に，高校では学校給食の提供がなくなる。そのため，高校入学と同時に中学までに培った食や栄養，健康に関する知識や実行するためのスキルを駆使して，昼食や間食といった自分自身の日常の食生活をデザインする能力が求められる。実際に，高校生は小・中学生と比べて食や健康に関する知識を有しているが，朝食や昼食のいずれも適切に摂取できていない。また，お菓子や清涼飲料水の摂取が多い等，食態度や食行動面における課題がある。日々の食生活を自分ごととして捉え，自分自身にとって望ましい食事の摂り方について考え，普段の食生活をふり返りながら，常に意識することが大切であることを自覚してもらうことが必要である。

　まずは，自分自身が健康であることのメリット，不健康な状態であることのデメリットについて考え，それぞれの状態と食生活とを関連づけておくことからはじめ

る。高校生はこれまで以上に身長や体格に個人差が現れるため，自分自身の身長にふさわしい体格を確認してもらう。そして，性・年齢別の基礎代謝基準値や身体活動レベルを記載したワークシート等を活用して，実際に自分のエネルギー必要量を計算し，把握してもらうことは大切である。それぞれのエネルギー摂取量を基準に，主食，主菜，副菜のバランスのよい組み合わせができるような授業や，生活習慣病と食との関連，朝食摂取の意義，さらには野菜やカルシウムの摂り方，ダイエット等について考えることでさまざまな展開が可能である。

　学習形態としてはグループ学習で行うことにより，他者の価値観やアイディア等を通じて新たな気づきや発想が生まれたり，他者と自分自身の共通点や相違点をすり合わせたりすることで，自分自身を客観的にふり返ることができる。グループのメンバー内に理想的な食習慣を実践している者が含まれる場合は，実際に実践事例を聞くことで，モデリングとなることも期待できる。簡単な料理をつくる体験型授業を取り入れることもスキルの習得になるが，コンビニ食のような中食やファストフード等の外食，そのほか加工食品を組み合わせて，バランスよく1食分を選ぶことができるようになることも現実的である。

　大学においては，固定のクラス単位での授業展開が困難なことが多く，栄養教育の場をつくるための工夫が必要である。例えば，新入生オリエンテーションや大学祭を活用した期間限定の開催や，学生食堂や売店の協力のもと，一定期間フェアを開催すること等があげられる。朝食の欠食や飲酒の習慣，アルバイト等による不規則な生活習慣のある学生も増えてくるため，質問紙等を用いて実態をアセスメントしておくことで，実施者が課題を把握することができる。そのほか，結果をフィードバックすることによって同世代が抱える健康や食生活上の課題を把握してもらうことができ，自分自身の生活習慣や心身の状態に意識を向けることにもつながる。

　上級学年の学生がピア・エデュケーターとして講師を務めたり体験談を語ったりすることは，高校生や大学生の世代における栄養教育の場ではロールモデルとなり得るため効果的である。親元を離れ，ひとり暮らしをする学生も多いため，つくり置きや時短，電子レンジの活用等，自炊を想定した料理教室を定期的に開催するのもスキル向上につながるため効果的である。その際に，使用したリーフレットや調理工程を収録した動画等を，学生が利用する大学のサイトに公開すると，必要なときにくり返し視聴できるほか，参加していない学生にも視聴してもらうことが可能である。レシピは生鮮食品に限らず，下処理に手間がかからず使い切れるカット野菜等の食材や冷凍野菜，乾燥野菜，缶詰等を活用し，保存のしやすさ，使いたいときに利用できる等の工夫があると実践しやすい。いずれにしても，大学生は個人によって生活パターンや知識，スキル，価値観等が大きく異なるため，基本的な情報を全体で共有した後は，同質のグループに細分化してそれぞれの特性を踏まえた栄養教育を展開することで，抱える課題ごとの改善や行動変容等の効果が期待できる。

表4-9　大学の新入生を対象とした栄養教育プログラムの例

栄養教育プログラムの流れ		内容の具体例
計　画 (plan)	アセスメント （仮説検証）	・前年度および今年度の新入生アンケート結果 ・身長・体重 ・食生活状況（摂取量，朝食摂取習慣，野菜摂取量，外食・中食の利用状況等） ・生活習慣（起床・就寝時間，運動等）
	目　標 　結果目標	・健康で生き生きとした学生生活を過ごす ・自分の健康を維持する生活習慣が身についている
	行動目標	・主食・主菜・副菜のそろった食事を1日2回以上食べる ・朝食を週4回以上食べる ・主食・主菜・副菜がわかり，それらがそろった食事を食べたいと思う
	学習目標	・朝食の大切さがわかる ・中食や加工食品を使ってバランスよく組み合わせることができる
	環境目標	・大学教員や上級学年との交流を通じて，普段から声がけや相談ができる
	実施目標 （教育内容と方法）	・実施時期は大学入学前の12月，入学直後の4月，夏休み前の7月の計3回 　（年内入試の合格者対象） ・各回講義とグループディスカッション
実　施 (do)		1回目：充実した大学生活のための準備（講義とグループディスカッション） 　・入学前課題の説明会（オンライン）の際に実施 　・管理栄養士による主食・主菜・副菜のそろった食事についての講義 　・自分自身が1日に摂るべきエネルギー量を求める 　・事前課題としていた昨日1日に食べた食事のリストと，講義で学んだ食事とを比較して，自分の課題をみつける 　・残りの高校生活と入学後の自分の生活についてそれぞれグループで意見交換（ブレイクアウトルーム）する 　・ワークシートに高校卒業までの食生活について目標を記載し，共有する 　・担当教員からのコメント 2回目：大学生の自分の今とこれから（講義とグループディスカッション） 　・新入生オリエンテーション期間に対面で実施 　・入学前に立てた目標の達成度についてグループで意見交換した後，管理栄養士による朝食の大切さについての講義 　・朝食を食べるための工夫を含め，これからの大学生活をどのように送るかグループ内で意見交換する 　・夏休みまでの目標を各自で設定する（発表とまとめ） 3回目：夏休み前のタイプ別講座 　上記の目標達成度により3群に分け，「もっと」群は夏を元気に過ごすための調理実習，「ちゃんと」群は中食と外食の組合せ方の講義とグループワーク，「まだまだ」群は生活を克服した上級生の講話を聞いた後，3・4年生をファシリテーターとして一緒に生活をふり返り，よりよい生活を送るための方法を考える（グループワークと発表，まとめ）
評　価 (see) (check, act)		・不定愁訴の有無（結果評価） ・食生活（食事摂取量，食行動）の状況等（影響評価） ・学習目標の達成度（影響評価） ・各回の参加者数（経過評価）

❹ 地域・職域，臨床における栄養教育の展開 ▬

（1）地域・職域，臨床における栄養教育の特徴

　地域にはライフステージからみれば，妊産期，授乳期，乳幼児期，学童期，思春期，成人期，高齢期すべての人々が暮らしている。職域は，主に成人期の人が該当するといえる。さらにライフステージごとに，けがや病気等がある人，競技スポーツをする人，障がいのある人，経済的に困窮している人，外国籍の人等，多様な人々が暮らし，働いている（p.172～参照）。

　近年はライフステージ別に健康・栄養課題を捉え，解決のための対策を考えるだけではなく，将来起こり得る健康・栄養課題を胎児期，乳幼児期から予防していこうという，ライフコースアプローチが重視されている（図4-7）。ライフコースアプローチを進めるためには，ライフステージと健康・栄養状態の関係性を整理する必要がある。

　ライフステージごとに栄養状態の課題をみると，地域や職域には若年女性のやせ，中高年男性の肥満，高齢者の低栄養等の課題がある。栄養状態の課題と健康状態の関係は，やせている女性から生れた低出生体重児は，成人期に糖尿病や高血圧，脂質異常症等の生活習慣病の一歩手前のいわゆるメタボリックシンドロームを発症するリスクが高いといわれている。メタボリックシンドロームの発症率は成人期でも中年期以降に高くなる。高齢期に入ると「健康」と「要介護」の中間であるフレイルが課題となる。フレイルとはフレイルティ（frailty）の日本語訳で，加齢とともに心身の活力（運動機能や認知機能等）が低下し，複数の慢性疾患の併存等の影響もあり，生活機能が障害され，心身の脆弱性が出現した状態をいう。

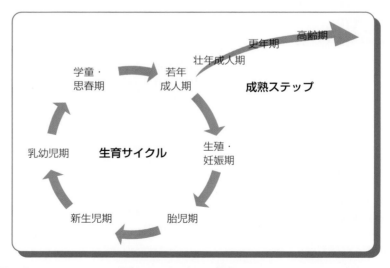

図4-7　ライフステージ別からつながりを考慮したライフコースアプローチへ

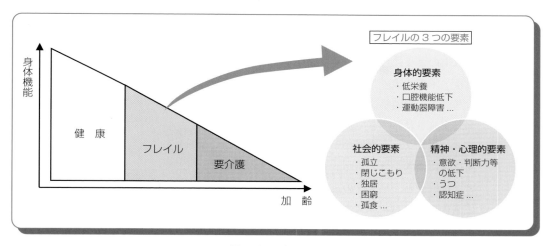

図4-8 フレイル

　フレイルは身体的，精神・心理的，社会的の３つ要素からなる（図4-8）。低栄養は身体的要素のひとつとされるが，食生活はすべてに関連している。例えば，１人で食事を食べる孤食は，社会的要素のひとつといえるが，孤食は低栄養や精神・心理的要素のうつ等とも関連があるといわれている。

　メタボリックシンドロームに対する栄養教育では，体重減少や内臓脂肪量の減少が目的となるが，フレイル対策としての栄養教育では，筋肉量の減少および筋力の低下によるサルコペニアに対して，筋肉量の増加，筋力アップを目的とする。行動目標は中年期の「食べ過ぎない」から，高齢期では「不足なく食べる」ことに変化する。しかし，これは学習者を混乱させないだろうか。栄養教育において，生涯を通じた行動目標のひとつは，自分にあった適量を食べることである。適量を食べることは，適正体重の維持につながり，やせにとっても肥満にとっても重要なことである。ライフコースアプローチを取り入れ，生涯を通じた切れ目のない栄養教育を行っていくためには，教育者側にも一貫した目標設定が求められる。

　食料システムと栄養・食情報システムから構成される食環境は，地域や職域とそこに暮らす人々や働く人々によって異なる。物理的なアベイラビリティ（利用可能性）が同じであっても，個人のアクセシビリティ（入手可能性）が異なるからである。例えば，同じ地域に暮らす家族と同居している大学生，１人でアパート住まいの大学生，独居の高齢者であれば，誰が食品を入手しているのか，移動手段は何なのか，地域で販売されている食品の情報を何から得ているのか等によって，入手できるまたは入手している食品が異なるだろう。したがって，地域・職域と学習者の組み合わせは，多種多様であり健康・栄養状態の課題もさまざまとなる。すなわち学習者の健康・栄養状態の課題を抽出し，その要因分析を行う場合は，特に課題解決のための食行動に対する環境的要因の分析が重要となる。なぜなら，同じ健康・栄養状態の課題をもつ学習者であっても，周囲の人とのかかわり，食品や栄養・食情報の入手元や入手方法，

社会・経済的状態が異なることが考えられるからである。

　以上のように，栄養教育は学習者の健康・栄養状態の課題とその要因分析に基づき，課題解決につながるよう計画，実施されるべきであるが，その方法としてリスクの高低にかかわらず集団全体に働きかけるポピュレーションアプローチと，リスクの高い人を対象に働きかけるハイリスクアプローチを組み合わせて実践，展開していく必要がある。また，ポピュレーションアプ

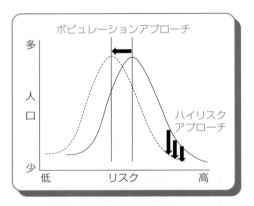

**図4-9　ポピュレーションアプローチと
　　　　　ハイリスクアプローチ**

ローチとハイリスクアプローチの利点・欠点を理解したうえで組み合わせる（ベストミックスする）ことが必要である（図4-9）。

　ポピュレーションアプローチの役割は，主として一次予防である。集団全体に効果が及ぶ，集団からリスクの高い人を選ぶ手間が省ける等の利点があるが，個人への効果が低い等の欠点もある。①法令・条例による遵守，②経済的なインセンティブ，③環境づくり等がある。③にあたる食環境づくりとして栄養教育では，食品へのアクセスの改善，例えば，飲食店等で健康づくり支援メニューの提供，地域の誰でも利用できる共食の場の提供等がある。また，栄養・食情報へのアクセスの改善もあり，販売されている食品等の栄養素等の表示，広報やマスメディア，ソーシャルネットワークサービス（SNS）等を活用した栄養・食情報の提供等がある。

　職域におけるポピュレーションアプローチの具体例として，企業が経営面において大きな成果を期待して従業員の健康に配慮する健康経営を実現していく中に取り入れていることがあげられる。例えば，社員食堂でエネルギー・栄養素のバランスや食事としてのバランスが整ったメニューの提供，メニューに関する情報（栄養素等の表示，食材料に関する情報 等）の提供，それらが利用者（学習者）に受け入れられるような工夫等がある。

　ハイリスクアプローチの役割は主として二次予防である。個人への効果が高い，対象を絞ることができる等の利点があるが，栄養教育事業終了後の教育効果を維持するのが難しい，集団全体への波及効果が小さい等の欠点もある。グループと個別の方法があるが，ポピュレーションアプローチが主に環境的アプローチであるのに対し，ハイリスクアプローチは教育的アプローチが主になる。

▌（2）地域・職域，臨床における栄養教育の実際

1）妊産婦・授乳婦の栄養教室

　近年，生殖医療技術の発展や多様化したライフスタイルによる晩婚化等により，妊

産婦・授乳婦の年代は10歳代から40歳代までと幅広い。出生に関する統計（厚生労働省，2021）によると，2003（平成15）年の母の第一子出産年齢は28.6歳，第二子出産年齢が30.7歳であったのに対し，2015（平成27）年では第一子が30.7歳と，12年間で一人分の差が現れており，それ以降はこれまで30.7歳で推移している。さらに，家族構成やライフスタイル，社会経済状況等さまざまであることから，ひとりひとりが抱える課題は千差万別である。特に，妊娠・出産・育児と仕事との両立をする女性の増加は顕著にみられ，育児をしている女性に占める有業者の割合はこの5年間で増加している。また，女性の育児休業取得率は2007（平成19）年度以降80％台で推移しており（雇用均等基本調査，厚生労働省，2022），仕事を両立しながら妊娠・出産・育児をする女性が多いのが現状である。

母子を取りまく周囲の環境としては，核家族化に加え，親等の親族と距離的に離れて暮らす世帯も多く，また地域社会とのつながりが希薄となっている。そのため，不安や悩みを相談しにくい状況や仕事との両立の困難さ等，抱える問題は多様であることから，居住する地域において孤立を防ぐための支援が大切である。

栄養教育の場としては，妊娠中は妊婦健康診査を受ける際に，病院や診療所，助産所等の医療機関や市町村保健センターにおける両親教室等の集団栄養教育や，栄養に関する問題を有する場合の個別指導等の機会がある。産後も，当該施設等において実施される乳幼児健診時での相談や教室の開催，離乳食教室等があげられる。

①妊産婦・授乳婦と地域で支える取り組み

健やか親子21（第2次）では，すべての子どもが健やかに育つ社会の実現に向けて，「切れ目ない妊産婦・乳幼児への保健対策」「学童期・思春期から成人期に向けた保健対策」「子どもの健やかな成長を見守り育む地域づくり」を基盤課題として掲げ，育てにくさを感じる親に寄り添う支援，妊娠期からの児童虐待防止対策を重点課題として設定している。これまでも母子に対するきめ細やかな支援を行うための事業が展開されてきたが，妊娠から出産，育児に至るまでの切れ目のない支援の必要性があるとして，2017（平成29）年4月の改正母子保健法の施行により「子育て世代包括支援センター」の設置が市区町村の努力義務とされている。さらに，当該センターを利用する者で，身近に相談する人がいないこと等，社会的支援が必要と判断された妊産婦を対象とした「産前・産後サポート事業」と，身近な家族から十分な支援が受けられない母子等を対象とした「産後ケア事業」が展開されている。この事業は母子保健法（2019（令和元）年改正）において，各市区町村に設置するよう努力義務とされており，出産後1年以内の母子に対しての心身ケアや育児のサポート等を行い，産後も安心して子育てができるよう支援する体制づくりを進めている（図4-10）。

産後は2週間後，1か月後に母親と子どもそれぞれ健診を受診する機会があるが，それ以降は子どもの健診が中心となるため，母親が自身の健康を顧みる機会が少ないという課題がある。そのため，乳幼児健診等での栄養教育の際には，子どもの健全な成長にとって大切な食生活習慣を身につけることを通じて，母親自身の心身の状態に

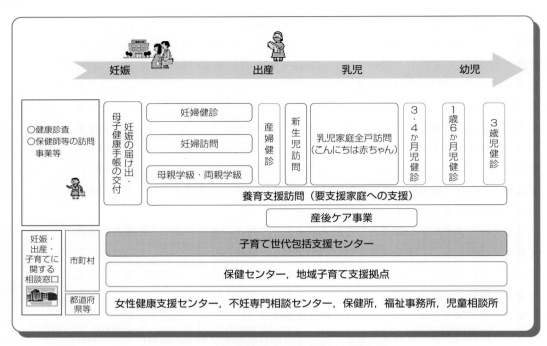

図4-10　妊娠・出産などに係る支援体制の概要

(出典　「授乳・離乳の支援ガイド」改定に関する研究会：授乳・離乳の支援ガイド（改定版），p.4，2019)

ついて向きあえるような機会をつくりたい。

②妊産婦・授乳婦への栄養教育

1 健康・栄養状態　　栄養状態が関連する健康課題である，体重コントロール，妊婦貧血，妊娠糖尿病，つわりと妊娠悪阻，便秘，マタニティブルーズ・産後うつについてそれぞれ取りあげる。

【体重コントロール】　令和元年国民健康・栄養調査の結果では，やせの女性の割合は約2割で推移しており，横ばいの状態である。妊娠前のやせは次世代の子どもの健康に悪影響を及ぼすことが明らかになっており，普通体重と比較して，BMI18.5未満の低体重女性では，早産や低出生体重児（2,500g未満）出産リスクが高いことがわかっている。わが国の低出生体重児の割合は先進諸外国と比較しても高く，2011年以降横ばいで推移している。胎内で低栄養環境にさらされた胎児は，出生後に過剰なエネルギーや栄養素を摂取する習慣の積み重ねにより，生活習慣病に罹患しやすくなるという DoHad（Developmental Origins of Health and Disease）の概念が示すように，自身の体型維持のための志向が子どもの未来の健康を左右することを理解してもらうことは重要である。そのため，表4-10に示す体重増加量を目安に，肥満と同様適切に体重コントロールをすることが大切である。

【妊婦貧血】　妊娠中は胎児の発育のために多くの鉄を母体から胎児に供給する必要がある。そのため，循環血液量と赤血球が増加するが，循環血液量と比べて赤

表4-10 妊娠中の体重増加指導の目安[*1]

妊娠前の体格[*2]		体重増加量指導の目安
低体重（やせ）	BMI 18.5 未満	12〜15 kg
普通体重	BMI 18.5 以上 25.0 未満	10〜13 kg
肥満（1度）	BMI 25.0 以上 30.0 未満	7〜10 kg
肥満（2度以上）	BMI 30.0 以上	個別対応（上限5 kgまでが目安）

[*1] 「増加量を厳格に指導する根拠は必ずしも十分ではないと認識し，個人差を考慮したゆるやかな指導を心がける」産婦人科診療ガイドライン産科編2020 CQ 010 より
[*2] 日本肥満学会の肥満度分類に準じた。
（出典 日本産科婦人科学会，2021）

血球量の増加が少ないため，見かけ上は血液が希釈されることから貧血を起こしやすい。貧血の多くは鉄欠乏性貧血であり，母体への疲労感や動悸・息切れ，めまい症状を引き起こし，重篤な場合は低出生体重児出産のリスクが高まる等，悪影響を及ぼすことがある。

【妊娠糖尿病】　妊娠により，胎盤から分泌されるホルモンが増加することでインスリン抵抗性を引き起こし，糖代謝異常が引き起こされることによって，妊娠糖尿病と診断されることがある。それによって母体へのグルコースの取り込みが阻害された分，胎児にグルコースの供給がされやすくなり合併症をもたらすことがある。分娩とともに回復することも多いが，妊娠高血圧症候群発症のリスクや，出産後そのまま糖尿病に移行することもある。

【つわりと妊娠悪阻】　妊産婦の50〜80％に，悪心・嘔吐，倦怠感，食欲不振等の症状をきたすつわりが妊娠初期にみられるが，妊娠16週目ごろには回復する。このつわりの症状が重篤化し，約1％の妊産婦で頻回の嘔吐が1日中続くことによる脱水症状や，食事摂取が困難となるため，栄養状態が悪化したり体重が減少したりする妊娠悪阻が生じることがある。

【便秘】　妊娠中は黄体ホルモンの分泌が増加し，筋肉の壁をむくませて蠕動運動を抑えるため，便秘が生じることが多い。また，中期から後期には胎児の成長に伴って，子宮容量が増大することで腸が圧迫されることや，つわりによる食事摂取量の減少，運動不足等が原因となることもある。

【マタニティブルーズ・産後うつ病】　マタニティブルーズは一過性の軽い抑うつ状態のことで，産後3〜10日に発症し，通常は2週間ほどで消失する。それに対して，2週間以上気分の落ち込みが続く場合は，産後うつ病が疑われる。産後うつ病の可能性のある女性は10人に1人とされるが，配偶者やそのほかの身近な家族は新生児に目が向くことが多いため，母親の異変に気づきにくいことがある。産後うつ病の要因としては周囲のサポート不足，妊娠中のうつ症状や出産・育児への不安，精神疾患の既往等があげられ，母親の産後ケアを行うとともに母子の愛着形成を促すよう，ソーシャルサポート等の支援が重要である。

②　料理・食品・栄養素の摂取状況　　妊娠期・授乳期の多くが占める10代後半から30代後半までは，一般的にほかの年代と比べて自身の健康に対する意識に乏しい。習慣的に朝食を欠食する者が多く，主食・主菜・副菜がそろう食事を食べる者の割合が少ない等の特徴があり，食品や栄養素レベルでは野菜の摂取量が少なく，カルシウムや鉄等の栄養素の摂取量に偏りがみられる。また，体重増加への忌避等による習慣的なエネルギー摂取量が少ない者が多い反面，脂質エネルギー比率が多いといった，食事の量と質両面における課題が多い。このような現状に鑑みて，妊娠前からの適切な栄養素摂取をはじめとする望ましい生活習慣形成を目指し，従来の「妊産婦のための食生活指針」の改訂版として，2021（令和3）年に「妊娠前からはじめる妊産婦のための食生活指針」が策定された（図4-11）。「妊産婦のための食事バランスガイド」とともに，保健指導従事者等による活用が望まれている。

③　食行動とライフスタイル　　結婚や妊娠・出産によって，食意識に変化がみられることもあるが，同時に家事や育児と仕事との両立等の新たな課題に向き合うことにもなり，生活習慣を改善するためにはさまざまな困難も伴いやすい。新しい家族ができることをきっかけとして，食生活を改善するための準備性が高まり

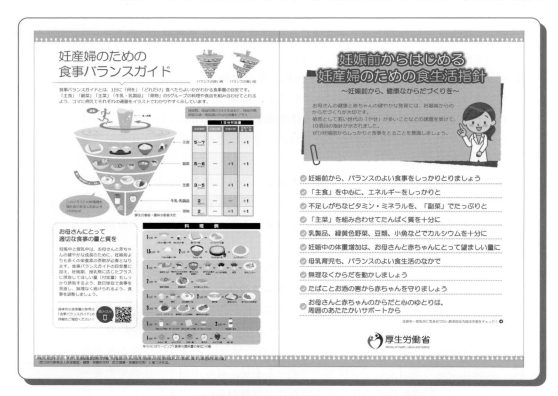

図4-11　妊娠前からはじめる妊産婦のための食生活指針

（出典　こども家庭庁：妊娠中と産後の食事について　妊娠前からはじめる妊産婦のための食生活指針（令和3年3月），リーフレット）

やすい時期ともいえるため，まずは母体の健康と胎児の発育・発達にふさわしい食生活を送ることの重要性について理解を深めてもらうことからはじめる。行動変容に伴うメリットと同時にデメリットについても考えてもらい，障害となるものを明確にしたうえで，ソーシャルサポートや社会資源の活用の可能性等を探るよう促す。

　近年，男性の育児休業取得率が，2019（令和元）年度の7.48％から2023（令和5）年度には30.1％（雇用均等基本調査，厚生労働省，2024）と上昇している背景からも，家事や育児を夫婦で分担する可能性について話し合いを促すことも有用である。また，栄養教育等でグループディスカッション等の場を設けることにより，同じ妊娠期・授乳期を過ごす仲間から直接実践例や成功例についての話を聴くことも，観察学習となり行動変容につながりやすい。その際に不安や困りごとに対してどのように改善すればよいのか話し合った後，新たな行動に向けて各自が目標設定をして宣言しあうことや，グループ内で行動を変えることを意思決定することも行動の意思を高めやすい。行動変容し実行できるようになった時点では，行動を継続するうえでの障害となる自身の思考や場面を想起してもらい，その対処法について話し合いを促す。管理栄養士からは，実行期から維持期へ向かうために有用な働きかけ等，行動技法に基づいて具体的な改善方法として補足するようにする。知識や経験の不足が不安を生むため，妊娠の経過に伴う自身の身体的変化や出産，育児をしている自分自身や家族等，近い将来に起こり得る変化についてイメージできるような支援が望ましい。

④ 食知識・食態度・食スキル　　妊娠を契機として食に関する意欲が高まるため，摂取すべきエネルギー・栄養素の量や質について理解を深めることとともに，なぜ摂取しなければいけないのかの理由について，母体の身体的変化や胎児の発育，母乳栄養等に関連づけて伝える。そのことにより，自分ごととして捉えることができ態度の変容がしやすい。調理実習や実演等に参加してもらうことで，スキル向上の機会を設けることも効果的であるが，参加が困難な対象者に対しては，くり返し視聴することのできるような動画を用意することも使い勝手がよい。

⑤ 食環境とのかかわり　　インターネットの普及により，適時に有益な情報が入手しやすい時代となった半面，当事者間のネットワークの中では，不確かな情報が共有されることがある。そのため，情報の取捨選択は重要であり，適切な健康情報を探索し，入手できる能力が求められる。栄養教育の際には，情報を入手する方法や読み取り方，活用が推奨される情報源やヘルシーメニューを提供する店舗を紹介すること等も有用である。また，栄養面に配慮した食品等の開発も進んでおり，加工商品や惣菜，弁当，外食産業等，さまざまな分野における商品を利用しやすくなってきている。そのため，中食や外食をうまく活用しながら，日常生活を送りやすくするための柔軟な支援をすることが大切である。

⑥ 地域社会との結びつき　　サポートを受けにくい環境にある妊産婦の支援を地

域で行うことは重要である。上述した産後ケア事業を実施している市町村は約84％（こども家庭庁，2022）であり，2024（令和6）年度末までの全国展開を目指している。実施に際しては，助産師・保健師・看護師を中心に，管理栄養士や保育士等の専門職が連携し，宿泊型，アウトリーチ型，デイサービス型等で心身のケア，保健指導や栄養指導，育児についての支援や生活相談等を行っている。

表4-11　医療機関における妊産婦を対象としたプログラム例

栄養教育プログラムの流れ		内容の具体例
計画 (plan)	アセスメント （仮説検証）	・身長・体重（妊娠前と現在） ・待合室やカウンセリングの際の聞き取り内容 ・事前アンケート
	目標 　結果目標	・出産まで適正に体重が増加する ・母子ともに健康に日常生活を送る
	行動目標	・毎食バランスと量を考えて食事を摂る ・出産後，円滑に生活を送るための情報を集め，活用する
	学習目標	・適切な体重増加の大切さについて知る ・妊娠中と出産後の食事の量と組み合わせを理解する ・具体的な育児の基本について理解する ・ひとりで抱え込まず，周囲に頼ることの必要性を知る
	環境目標	・子どもとの生活について家族とともに前向きに考えることができる ・参加者同士のつながりができ，励ましあい相談できる仲間ができる
	実施目標 （教育内容と方法）	・実施期間は妊娠中期（16〜27週）と後期（28週以降），出産後1か月の計3回 ・1，2回目は10〜15名程度の定員とし，開催時間は60分程度，3回目は情報提供のみとする ・講義とグループワーク，個別の栄養カウンセリングを組み合わせる
実施 (do)		1回目：妊娠中の生活と体重コントロール（講義とグループディスカッション） （妊娠前からはじめる妊産婦のための食生活指針のリーフレットを用いる） 　・体重コントロールの重要性についての講義 　・妊娠中期，後期の食事の摂り方についての講義 　・昨日1日の食事内容をワークシートに記入する 　・グループ編成し，料理カードを用いて1食分（可能なら1日分）の組み合わせを考えてもらう 　・自分自身の現在の食事内容と比べて，改善すべき点について意見交換する 　・全体での発表後，管理栄養士がコメントする 2回目：子育てと食生活（講義と実演，グループディスカッション） 　・授乳についての講義・沐浴の実演（助産師） 　・産後の食事の摂り方についての講義 　・良好な食生活を送るうえで障害となっていること，どのように乗り越えればよいのかについてディスカッション 　・発表後，管理栄養士がコメントする 3回目：これからの食生活（パンフレットと動画の提供） 　・離乳食の意義や進め方，親の食事からの取り分けの例等を，まとめた教材を配布する 　・離乳の段階に応じた形態がわかるよう，基本的な食材を使ったつくり方の動画のQRコードを掲載する
評価 (see) (check, act)		・栄養に関連のある体調不良や疾患の有無（結果評価） ・体重増加（結果評価） ・学習目標の達成度（影響評価） ・毎回の参加者数と時間（経過評価）

それにより，母親自身がセルフケア能力を身につけ，母子およびその家族が健やかな育児に取り組めるよう支援する体制づくりが進められている。

2）乳幼児健診，離乳食・幼児食教室

地域における乳幼児を対象とした栄養教育では，地域の産科や小児科医院，保健所や保健センター，子育て支援センター，保育所等，児童館，児童養護施設等において組織内の多職種が連携を取り，子どもや保護者に対する育児支援が求められる。さらには地域のさまざまな組織や団体との連携を可能とすることで，妊娠期から幼児期までの継続した支援が可能となる。

先述の「幼児期の健やかな発育のための栄養・食生活支援ガイド」では，幼児健診をベースとしたモデルとして，幼児健診における正確なスクリーニングの結果をもとに，支援ニーズのある子どもを把握し，事前・事後カンファレンスにおいて健診後のフォローアップ等を協議する流れが示された（図4-12）。問診では保護者の困りごとに共感し，保護者の理想や価値観をすり合わせながら健康課題を明確にした後，必要な保健指導を実施していく。乳幼児を対象とした栄養教育を進める中で，離乳食から幼児食へと展開するこの時期は，保護者の心配ごとも多い（p.119 図4-1）。幼児期の乳歯が生えそろう過程では，離乳食の時期に奥歯（第一乳臼歯）が生えはじめること

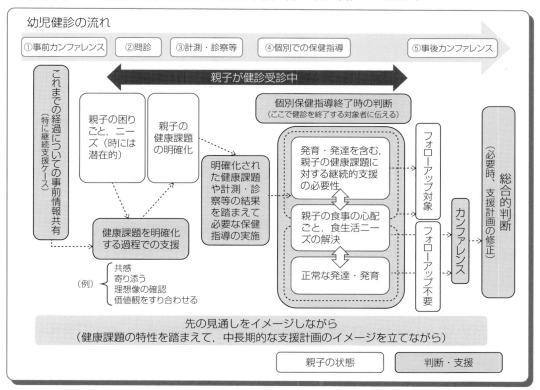

図4-12　幼児健診時の保健・栄養指導プロセスの例

（出典　厚生労働科学研究費補助金「幼児期の健やかな発育のための栄養・食生活支援に向けた効果的な展開のための研究」：幼児期の健やかな発育のための栄養・食生活支援ガイド〔確定版〕，2022，一部改変）

表4-12　保健センターにおける保護者を対象とした離乳食教室のプログラム例

教育プログラムの流れ		内容の具体例
計　画 (plan)	アセスメント （仮説検証）	・子どもの発育状況，成長曲線 ・授乳方法と授乳の頻度，離乳食の進行具合，食物アレルギーの有無 ・保護者の食事への関心，知識，スキル ・保育所等への通園状況，ソーシャルサポートの有無 ・食品と情報へのアクセス状況
	目　標 　結果目標	・子どもの健全な発育がみられる ・子育てが楽しい
	行動目標	・子どもの発育にあわせて離乳食を与える ・食べることが楽しいと思う食事の場をつくる
	学習目標	・離乳食の進め方に応じた食べ方の目安を理解する ・子どもの摂食機能に応じた食形態を理解する
	環境目標	・困りごとを話しやすい場ができる ・保護者同士が交流できる場ができる
	実施目標 （教育内容と方法）	・離乳の開始と経過のタイミングで実施する ・参加者同士の交流が深まるようグループワークを取り入れる ・子どもと保護者が過ごしやすい雰囲気をつくる
実　施 (do)		1回目（離乳の開始時） 　・あいさつやアイスブレイクを交えた最初の交流 　・子どもの発達に応じた離乳食のすすめ方（講義） 　・グループに分かれて，わからないことや悩みごとのフリーディスカッション，管理栄養士による応答 2回目（離乳食の経過時） 　・離乳食の経過や心配ごとを一言ずつ発表 　・デモンストレーション形式で調理形態を確認 　・離乳の完了から幼児食への移行に関するミニ講義
評　価 (see) (check, act)		・健診結果と成長曲線を用いた発育状況（結果評価） ・子育ての話ができる仲間ができたかどうか（影響評価） ・保護者の聞き取りや子どもの様子から離乳食の進行具合（影響評価，経評価） ・各回教室の雰囲気（経過評価）

で奥歯での粉砕やすりつぶしが可能となり，食べられるものが増える。その後，2〜3歳頃に乳歯が生えそろい，第二乳臼歯がかみ合うようになると，ほとんどの食べ物をかんで処理することが可能となるが，かむ力は成人の1/5程度である。口腔機能の発達に応じた調理形態をわかりやすく保護者に示すことは，子どもの食べる機能の発達にもつながっていく。保護者の心配ごとに寄り添い，具体的な対応を示しながら栄養教育を進めていくことが大切である。

3）特定健康診査・特定保健指導

　特定健康診査（特定健診）とは，生活習慣病の予防のために，40〜74歳のすべての者を対象にメタボリックシンドロームに着目した健診を行うことをいう。特定保健指導とは，特定健診の結果，生活習慣病の発症リスクが高く，生活習慣の改善による生活習慣病の予防効果が期待できる者に対して，専門スタッフ（医師，保健師，管理栄養士等）が生活習慣を見直すサポートをすることをいう。特定健診・特定保健指導

は，「高齢者の医療の確保に関する法律」により，生活習慣病対策の充実・強化を目的に，2008（平成20）年度より医療保険者（市町村国保，健康保険組合等）に実施が義務化された。特定健診により対象者をレベル別に選別し，特定保健指導を実施することで，将来的な生活習慣病の発症を防ぐ行動につながるセルフケア獲得を目指す。また，対象者の健康増進の推進により，将来的な医療費の抑制が期待される。

①特定健診による特定保健指導対象者の階層化

特定健診の結果から，内臓脂肪蓄積の程度とリスク要因の数に着目し，リスクの高

ステップ1　（内臓脂肪蓄積のリスク判定）
　○腹囲とBMIで内臓脂肪蓄積のリスクを判定する。
　　腹囲　男性85cm以上，女性90cm以上　　　→（1）
　　腹囲（1）以外　かつ　BMI≧25kg/m²　　　→（2）
ステップ2　（追加リスクの数の判定と特定保健指導の対象者の選定）
　○検査結果および質問票より追加リスクをカウントする。
　　①血圧高値　a 収縮期血圧130mmHg以上　または
　　　　　　　　b 拡張期血圧85mmHg以上
　　②脂質異常　a 空腹時中性脂肪150mg/dL以上（やむを得ない場合は随時中性脂肪175mg/dL以上）または
　　　　　　　　b HDLコレステロール40mg/dL未満
　　③血糖高値　a 空腹時血糖（やむを得ない場合は随時血糖）100mg/dL以上　または
　　　　　　　　b HbA1c（NGSP）5.6%以上
　　④質　問　票　喫煙あり
　　⑤質　問　票　①，②または③の治療にかかる薬剤を服用している
　○①～③はメタボリックシンドロームの判定項目，④はそのほかの関連リスクとし，
　　④喫煙については①から③までのリスクが1つ以上の場合にのみカウントする。
　○⑤に該当する者は特定保健指導の対象にならない。
ステップ3　（保健指導レベルの分類）
　ステップ1，2の結果を踏まえて，保健指導レベルをグループ分けする。
　なお，前述のとおり，④喫煙については①から③のリスクが1つ以上の場合にのみカウントする。
　（1）の場合　①～④のリスクのうち追加リスクが　　　　（2）の場合　①～④のリスクのうち追加リスクが
　　　　2以上の対象者は　積極的支援レベル　　　　　　　　　3以上の対象者は　　　積極的支援レベル
　　　　1の対象者は　　　動機付け支援レベル　　　　　　　　1または2の対象者は　動機付け支援レベル
　　　　0の対象者は　　　情報提供レベル　　　　　　　　　　0の対象者は　　　　　情報提供レベル
ステップ4　（特定保健指導における例外的対応等）
　○65歳以上75歳未満の者については，日常生活動作能力，運動機能等を踏まえ，QOLの低下予防に配慮した生活習慣の改善が重要であること等から，「積極的支援」の対象となった場合でも「動機付け支援」とする。
　○降圧薬等を服薬中の者については，継続的に医療機関を受診しているはずなので，生活習慣の改善支援については，医療機関において継続的な医学的管理の一環として行われることが適当である。そのため，保険者による特定保健指導を義務とはしない。しかしながら，きめ細かな生活習慣改善支援や治療中断防止の観点から，医療機関と連携した上で保健指導を行うことも可能である。また，健診結果において，医療管理されている疾病以外の項目が保健指導判定値を超えている場合は，本人を通じて医療機関に情報提供することが望ましい。

腹　　囲	追加リスク		④喫煙*	対　　象	
	①血圧　②脂質　③血糖			40-64歳	65-74歳
≧85cm（男性）≧90cm（女性）	2つ以上該当			積極的支援	動機付け支援
	1つ該当		あり		
			なし		
上記以外でBMI≧25kg/m²	3つ該当			積極的支援	動機付け支援
	2つ該当		あり		
			なし		
	1つ該当				

（注）喫煙の斜線欄は，階層化の判定が喫煙の有無に関係ないことを意味する。
＊質問票において「以前は吸っていたが最近1か月は吸っていない」場合は，「喫煙なし」として扱う。

図4-13　特定保健指導対象者の選定・階層化の方法

（出典　厚生労働省：標準的な健診・保健指導プログラム（令和6年度版），pp.57-59，2024を基に著者改変）

さや年齢に応じ，レベル別（情報提供・動機付け支援・積極的支援）に保健指導を行うため対象者の選定を行う。選定方法を図4-13に示す。

②特定保健指導

①によって階層化された特定健診受診者に対して，専門スタッフがレベル別に必要な保健指導を行う。対象者の個別性を重視して，生活習慣の改善に重点を置いた指導を行う。

1 情報提供　健診結果や健診時の質問票から対象者個人にあわせた情報を健診受診者全員に提供する。健診結果は，対象者が自らの身体状況を理解し，生活習慣改善の動機づけを行う機会となることから，見方とともに健康の保持増進に役立つ情報の提供を行う。健診時の質問票から対象者個人にあわせた情報は，毎年の継続的な健診受診の重要性や，生活習慣の変化と健診結果の変化の関係，生活習慣改善の意義が理解できるように伝える。医療機関への受診や継続治療が必要な対象者には，受診や服薬の重要性を認識してもらえるよう工夫する。

2 動機付け支援　初回面接による支援のみ行い，初回面接から3か月以上経過後に実績評価を行う。

初回面接は，特定健診の結果ならびに食習慣，運動習慣，喫煙習慣，休養習慣，その他の生活習慣の状況に関する調査の結果を基に，対象者本人が身体状況を理解し，生活習慣の改善の必要性を認識して，行動目標を自らが設定し実行できるよう促す。面接時間は，1人あたり20分以上の個別支援，または1グループ（1グループはおおむね8人以下）あたりおおむね80分以上のグループ支援とする。ただし，初回面接を分割実施した場合，初回面接2回目の支援として，「1人あたり20分以上」の個別支援，「1グループ（おおむね8人以下）あたりおおむね80分」のグループ支援を行う必要はなく，対象者の健診結果や初回面接1回目の内容等に応じて実施する。トランスセオレティカルモデル（p.10）を用いた支援が有効であり，具体的に実施すべき内容は以下のとおりである。

・生活習慣と健診結果との関係を理解して生活習慣をふり返らせ，メタボリックシンドロームや生活習慣病が生活に及ぼす影響を考えさせるよう，生活習慣の改善の必要性を説明する（意識の高揚，感情的体験）。

・生活習慣を改善する場合の利点および改善しない場合の不利益を説明する（自己の再評価）。

・食事，運動等，生活習慣を改善する実践的な指導をする。

・対象者の行動目標や実績評価時期の設定を支援する（自己の解放）とともに，生活習慣改善に必要な社会資源を紹介し，有効に活用できるように支援する（援助関係の利用）。

・体重および腹囲の計測方法を説明する。

実績評価は，設定した行動目標が達成されているか，身体状況や生活習慣に変化がみられたかを，面接または通信（電話，電子メール，FAX，手紙，チャッ

ト等）を利用して実施する。通信にて行う場合は，保健指導実施者から対象者の一方向でなく，双方向のやり取りを行う。

③ 積極的支援　　初回面接による支援を行い，その後3か月以上の継続的な支援を行い，初回面接から3か月以上経過後に実績評価を行う。

　初回面接は，動機付け支援と同様に，行動変容を促す支援を行う。その際，保健指導実施者は，対象者の生活習慣をアセスメントしたうえで，対象者にとって実践可能であり，かつ，保健指導実施者によって評価可能なものとすることが重要である。その後は，行動が継続できるように定期的・継続的に支援し，取り組みの工夫の確認や強化，また，継続ができていない場合はその理由の確認や目標の見直し等を行う。

　積極的支援における評価方法と各支援のポイント構成を表4-13に示す。アウトカム（結果）評価とプロセス（経過）評価を合計し，180ポイント以上の支援を実施することを保健指導終了の条件とする。アウトカム評価は，腹囲2cm以上かつ体重2kg以上減少または体重が当該年度の特定健診の体重の値に0.024を乗じて得た値（kg）以上かつ腹囲が当該値（cm）以上減少したと認められた場合は180ポイントとする。生活習慣病予防につながる行動変容（食習慣の改善，運動習慣の改善，喫煙習慣の改善，休養習慣の改善，その他の生活習慣の改善）については，実績評価の時点で生活習慣の改善が2か月以上継続している場

表4-13　積極的支援における評価方法と各支援のポイント構成

アウトカム評価	2cm・2kg	180p
	1cm・1kg	20p
	食習慣の改善	20p
	運動習慣の改善	20p
	喫煙習慣の改善（禁煙）	30p
	休養習慣の改善	20p
	その他の生活習慣の改善	20p
プロセス評価	個別支援*	・支援1回当たり70p ・支援1回当たり最低10分間以上
	グループ支援*	・支援1回当たり70p ・支援1回当たり最低40分間以上
	電話支援	・支援1回当たり30p ・支援1回当たり最低5分間以上
	電子メール・チャット等支援	・1往復当たり30p
	健診当日の初回面接	20p
	健診後1週間以内の初回面接	10p

＊情報通信技術を活用した面接を含む

（出典　厚生労働省：標準的な健診・保健指導プログラム（令和6年度版），p.249，2024）

合に評価する。そのため，特定保健指導実施者は，対象者が2か月間行動変容を継続し，腹囲 1.0 cm 以上かつ体重1.0 kg 以上の減少と同程度の効果が期待される行動目標を設定できるよう，行動の具体的な回数や重量を示す等の支援を行う。積極的支援における支援ポイント達成の例を図4-14 に示す。

●積極的支援において腹囲2cm 以上かつ体重2kg 以上減の目標達成によるアウトカム評価で180pに到達した例

（概要）腹囲2cm・体重2kg 減を達成目標に設定し，生活習慣改善の行動計画を立案。
継続的支援の際に進捗を確認し，3か月以降経過後に2cm・2kg 減の達成を確認。

支援の種類	時期	支援形態	支援内容
初回面接	健診当日	個別支援	健診結果と生活習慣の問診票を活用し，生活習慣それぞれの特徴と対象者の行動変容ステージを捉える。生活習慣についての気づきを促し，改善の可能性を探る。3か月後の腹囲2cm かつ体重2kg 減を達成目標に，腹囲と体重のセルフモニタリングの方法を確認する。3か月以降の継続的支援の内容と方法を一緒に確認する。
継続的支援	1か月後	電子メール	現在の腹囲と体重を確認するとともに，自己効力感の向上につながる支援を実施。
	3か月以降	電子メール	実績評価と一体的に実施。電子メールにて腹囲2cm かつ体重2kg 減以上となっていることを確認。目標を達成したことを賞賛し，支援を終了する。次年度に向けた行動目標の継続と次年度の健診を勧奨する。

達成プロセスのイメージ					
目標			初回面接	継続的支援と実績評価	
2cm・2kg 減を目標に設定し，生活習慣改善の計画を立案。	支援計画		健診当日	電子メール	実績評価 電子メール
	プロセス評価		20 p	30 p	30 p
	アウトカム評価				2cm・2kg 減 180 p

初回面接から3か月経過

図4-14　積極的支援における支援ポイント達成の例
（出典　厚生労働省：標準的な健診・保健指導プログラム（令和6年度版），p.250，2024）

これらの保健指導における共通項目として，対象者自身が健診結果から身体状況だけでなく，生活習慣改善の必要性を理解したうえで，代謝等のメカニズムと生活習慣（食生活や身体活動，喫煙習慣，飲酒習慣 等）との関係性を理解し，生活習慣の改善を自ら選択し，さらにその結果が健診データの改善，セルフケアに結びつくよう，対象者のニーズにあわせて必要な情報の提示と助言等の支援を行う。メタボリックシンドロームは成人期の健康・栄養状態に関する課題であり，対象者がこれまでに身についた生活習慣を見直し，行動目標に沿ってよりよい生活習慣を確立し，維持すること

は容易ではない。そのため，保健指導実施者は行動科学の理論とモデル（p.3），認知行動療法（p.28）やカウンセリング，動機づけ面接法（p.29）を取り入れた支援により定期的に助言・支援することや，セルフヘルプグループへの参加の勧奨等を行い，対象者が現在の状況を客観的に把握できる機会を提供する。そして，実行していること（成功体験）に対しては，励ましや賞賛する（社会的強化子）等，自己効力感を高める支援を行う。また，個人の生活は家庭，職場，地域で営まれており，生活習慣は生活環境，風習，職業等の社会的要因や経済的要因の影響を受けることから，スーパーマーケットや飲食店，社員食堂での健康に配慮した食事の提供や栄養表示の実施，運動施設等の身近に身体活動を行える環境の整備等といった地域や職域の健康づくりのためのポピュレーションアプローチとも関連づけて行う。加えて65歳以上の者に保健指導を行う場合は，食事による減量のみでなく，身体活動による筋力維持に注力して，ロコモティブシンドローム，口腔機能低下および低栄養や認知機能低下，フレイル等の予防にも留意する。なお，情報へのアクセスを高めるためには，ICTの活用等も含めて多様な方法を用い，幅広い年齢層の対象者に確実に情報が届くよう努める必要がある。

③特定健診・保健指導見直しの経緯と受診率向上への課題

　保健指導実施者は専門家として，型通りの指導ではなく，対象者の心をゆさぶる個別化された指導により対象者を行動変容へと導くことが必要である。第4期改定よりアウトカム評価が実施されることで，保健指導実施者のどのような取り組みが成果につながるかを，データとして蓄積できるようになった。保健指導実施者は，このデータからのエビデンス構築をさらなる成果に結びつけ，ますます対象者の将来の疾病予防，医療費の抑制を推進することが望まれる。さらに，遠隔面接等のICT活用は，顔が見えるだけでなく画面上で資料の提示も可能なため，対面に近い形で面接ができ，対面での保健指導が困難であった対象者へのアプローチを広げる有効な手段であるが，個人情報の保護に必要な措置を講じたり，対象者のICT環境やそのリテラシーにあわせたりする，保健指導の実施能力が求められる。

　特定健診・特定保健指導の制度は6年ごとの見直し（第1期，第2期は5年ごと）により，2013年度の第2期改定では特定保健指導におけるポイント制の要件緩和，2018年度の第3期改定では検査項目に血清クレアチニン検査の追加や特定保健指導のモデル実施の導入等の運用見直しがなされた。2024年度の第4期改定では，特定健診では質問項目の見直し，特定保健指導では行動変容につながり成果が出たことを評価するアウトカム評価の導入等の評価体系の見直し，ICT活用の推進等が行われた。第3期までの特定保健指導は，一定期間の指導を行えば，成果にかかわらず指導終了となる仕組みであり，保健指導実施者の指導内容が評価されないことに対する不満があった。そのため第3期期間中より特定保健指導のモデル実施が行われ，腹囲2cm以上，体重2kg以上の改善を評価することとなった。これが第4期改定のアウトカム評価の導入につながった。

特定健診・特定保健指導の成果があがれば，医療費の抑制につながる。しかし，受診者の数が増加しなければ，国全体の医療費の削減にはつながらない。特定健診開始以来実施率は増加しているが，2022年度で58.1％と6割に満たない[20]。内訳は，男性63.1％，女性53.0％であり，男女ともに60歳未満で高く，60歳以上で低くなる傾向がみられた。また，保険者の種類は共済組合，健康保険組合が約8割と高く，市町村国保が約4割であり，被保険者よりも被扶養者の方が少なかった。特定保健指導実施率は26.5％で，内訳は，男性26.8％，女性25.3％であった。40歳代前半で23.7％ともっとも低く，70歳以上で相対的に高かった。また，保険者の種類は共済組合，健康保険組合，市町村国保が約3割であった。共済組合，健康保険組合では男性に比べて女性の実施率が低い傾向がある一方，市町村国保では男性よりも女性の実施率の方が高かった。このことから，対象者の健康増進推進による将来的な医療費の抑制を目的とした特定健診・特定保健指導の受診率増加には，地域では男性，職域では女性や被扶養者への受診勧奨を工夫する必要がある。

4）元気高齢者の栄養教室

　わが国の，65歳以上の高齢者人口は3,622万8千人であり，総人口に占める割合は約29.1％と超高齢社会は進行し続けている（総務省統計局，人口推計（令和5年8月））。また65歳の平均余命は男性19.44年，女性24.30年（厚生労働省，令和4年簡易生命表）である。多くが退職しライフスタイルが変化するとされる65歳以降20年余りの期間のうちできる限り長い期間，健康で自立した生活を続けることが望まれる。

　高齢者が持続的に健康で充実した生活を送れるような社会基盤の整備が求められる中，2000年に介護保険制度が施行され，2003年より地域包括ケアシステムの構築が推進されるなど対策が取られてきた。高齢者といっても身体状況の個人差は大きく，栄養教育の場も異なってくる。要介護者の多くは施設サービスを利用しており，栄養教育の「場」としても「施設」が中心となることが多い。要支援者もしくは元気な高齢者は，基本的に在宅で過ごすことから，「地域」で支える取り組みが中心となる。

①元気高齢者と地域で支える取り組み

　わが国は高齢者の健康と自立をサポートし，地域社会での生活を支えるために，地域包括ケアシステムを中心に，医療，介護，福祉の連携を強化し，超高齢社会における課題に取り組んできている。地域包括ケアシステムにおける介護予防・日常生活支援総合事業（総合事業）の位置づけは，後述図4-15（p.165）に示している。介護予防・生活支援サービス事業は，高齢者が健康的な生活を維持し，社会参加を促進するために提供されているサービスの一部である。その目的は，高齢者の要介護リスク要因の評価と軽減および栄養改善，運動器の機能向上，口腔機能改善プログラム等の地域活動支援活動を通じて，高齢者が自立した生活を送る力を強化し，介護負担を軽減することにある。介護予防・生活支援サービス事業は，訪問型サービスとして，サービス提供者や内容によりA〜Dの4種類に分類され，通所型サービスA〜C，その他

の生活支援サービスは，栄養改善を目的とした配食，住民ボランティア等が行う見守り，訪問型サービス，通所型サービスに準じる自立支援に資する生活支援等がある。また，一般予防介護事業は，高齢者のフレイルや要介護状態に至る前に，健康な生活を支援するために実施されている。その目的は，高齢者が自立と健康の維持を促進し，要介護状態になるリスクを軽減することである。

自治体における取り組み例としては，老人クラブではウォーキング等の身体活動や健康学習やボランティア等があり，生活を豊かに楽しく，地域を豊かにする視点での活動が実施されている。サロン活動や生涯学習講座では，栄養・運動教室や趣味等に関するさまざまな情報を得られ，高齢者自身が日常の健康管理に役立てる知識を身につけることができる。また，地域交流イベントは外出の機会となり，適度な運動や新しい環境への適応が促される。シルバー人材センターでは，働くことを通じて生きがいを得るとともに，地域社会の活性化に貢献する活動である。

フレイル予防の3本柱は，「栄養」（たんぱく質を摂る，バランスのよい食事，水分を十分に摂取 等），「身体活動（運動）」（歩く，筋トレ等），「社会参加」（就労，余暇活動，ボランティア等）である。身体的活動だけでなく，社会的な交流や学びの機会も非常に重要であるとされているため，こうした自治体の取り組みは高齢者の健康維持にとって欠かせないものとなっている。

②元気高齢者への栄養教育

[1] 健康・栄養状態　　高齢者のQOL低下や要介護リスクの増大に直結するとされる要因のひとつにロコモティブシンドロームがある。ロコモティブシンドロームは，骨，関節，筋肉のいずれか，あるいは複数の機能低下が原因で起こり，移動能力の障害として現れる。このうち，筋力低下と筋肉量の減少によるものがサルコペニアである。サルコペニアは単独の問題ではなく，筋肉の弱化が関節や骨への負担を増やすことで，骨や関節を要因とするロコモティブシンドロームを招くことにもつながる。

高齢者自身は中年期，特に40〜64歳の多くは特定健診・保健指導を通じて，メタボリックシンドロームに着目した健診を受けてきている。肥満における高血圧や糖尿病，虚血性心疾患等の慢性疾患へのリスクは高齢期になっても依然として存在している。体重が重いことで膝や腰への関節の負担が高まり，関節症のリスクや転倒のリスクも考えられ，低栄養だけでなく肥満においてもロコモティブシンドロームに進みやすいこともわかっている。

栄養教育を考える際，中年期においては「肥満を予防する・改善する」，高齢期では「低栄養を予防する・改善する」を結果目標に掲げるプログラムが多い。「肥満予防」，「低栄養予防」という結果目標は，言い換えれば「適正体重になる」という点で同一の目標であるが，対象者にとっては相反するメッセージに捉えられることも少なくない。高齢者自身が個人の課題を理解し，どのような行動目標を設定してく必要があるか管理栄養士が示すことも重要である。

2 料理，食品，エネルギー・栄養素の摂取状況　　高齢者の日常の食事内容の把握において，詳細な記入や思い出しはやや困難になることも多い。そのため，主食・主菜・副菜がそろっているか，食品群が多岐にわたって摂れているか等，料理レベルや食品レベルでのアセスメントも視野に入れ，食事調査を工夫することが必要である。また，基礎代謝量の低下や運動量の減少に伴い食事量が減少すると考えられるため，料理や食品だけでなく，量の把握も重要である。さらに，味覚や嗅覚の低下による嗜好の変化，歯や顎の筋肉の衰えにより歯並びが変化する等，口腔機能が低下することでかたい食物の摂取が難しくなる。このように身体的な変化も視野に入れ，栄養状態の変化があるときは，原因を多岐にわたって探ることが必要である。

3 食行動とライフスタイル　　同居家族の有無，調理担当者や共食者によっても食事内容に影響を及ぼす。退職等をきっかけとするライフスタイルの変化，知人との交流機会が減少することも共食の頻度が減少する要因であり，生活リズムの変化や健康状態の影響で，食事のタイミングが不規則になることもある。さらに，長年の食習慣を一朝一夕で変更することは困難なため，教育の際にはこれまでのライフスタイルや食習慣を尊重することが大切である。また，地域の食環境の実態，食品の入手から食事づくり，食事をする過程を確認し，現実に即した提案を心がけるべきである。

4 食知識・食態度・食スキル　　食習慣の尊重という観点では，高齢者の食知識・食態度・食スキルを十分に把握することが大切である。例えば，調理実習においては，参加者の調理スキルを把握するとともに，参加者のニーズが，調理技術の習得であるのか，簡単かつ新しいレシピアイデアなのか，企画評価の段階でテーマを再構成することも必要であろう。

　栄養教室においては，講義のみならず実習やグループ学習も効果的といえる。また，高齢者は老化とともに視力の衰えや高音域が聞こえづらくなる場合も多い。伝える際には，文字のフォントや大きさ，明瞭なイラストや写真を用い資料を工夫し，声のトーン，大きさ，スピードにも配慮し，情報の伝わりやすさを向上させることも必要である。

5 食環境とのかかわり　　高齢者における情報のアクセスを考えると，スマートフォンやインターネットを活用する者も増えてきている。しかし，新聞やテレビを主要な情報源として重視する者も依然として多いため，対象者が食情報をどのように得ているかも把握することが必要である。また，高齢者が直面する健康の問題やニーズを反映し，多くの健康食品が市場に流通しているが，その摂取に際して注意が必要な場合もある。特に，薬との相互作用や，耐容上限量を超過することでの健康への悪影響等のリスクが考慮されるべきである。高齢者には，複数の薬を同時に服用する場合も多く，健康食品の適切な利用方法やリスクに関する情報，実際の食事で補えているかを適切に評価し，必要な分を補うにはどのよう

にすべきか，フィードバックを行うことも大切であろう。

　栄養教育を行うには，食環境も把握したうえで現実的な提案をすることが重要と前述したが，近年，全国各地で食品アクセス問題が顕著化している。農林水産省の調査（「食料品アクセス問題」に関する全国市町村アンケート調査結果，2023）によると，対象市町村の87.2%が食品アクセス問題への対策が必要と認識し，その背景として住民の高齢化，地元小売業の廃業，単身世帯の増加，中心市街地や既存商店街の衰退等があると報告している。中心市街地の衰退や農山漁村，高齢化団地等，食品アクセスが極端に悪いことで健康的な食生活の維持が困難となった都市や地域を「フードデザート（food deserts）」とよぶ。そして，その地域の居住者，高齢や障害によるアクセシビリティの低下，経済的困窮等により日常的な食品や生活必需品を手に入れるのが困難な「買い物弱者」も存在する。フードデザートと買い物弱者の問題は，健康の不平等を引き起こす要因ともなっている。例えば，日常的に買い物に行けないことにより生鮮食品よりも加工食品の購入が多くなる，安価で栄養価が低い食品を選ぶことが増えたりする等，である。これらによる栄養価の低下が慢性疾患リスクを高め，健康状態の悪化につながる可能性もある。

　この状況に対し現在は，公的サービス，ボランティア，NPO（非営利組織），民間サービス等が中心となり取り組みが進められている。例えば，公共交通機関の利便性の向上や，移動販売車の導入，地域の生産者と消費者を結ぶ直売所の設置，小型のスーパーマーケットや地域密着型の店舗を開設することで，健康的な食品を手頃な価格で提供するなどの取り組みが行われているが，今後も課題解決に向けた検討が期待される。

6 地域社会との結びつき　　社会的ネットワークの構築は，高齢者の生活の質を向上させるための重要な要素である。地域資源やイベントを活用して，参加者同士での共同活動や学びの機会を増やすことで，高齢者の社会参加を高めるとともに，地域社会とのつながりをより深化させることが可能となる。日常生活で交流が増えることは，孤立感を減少させる効果も期待できる。栄養教育等の一斉学習の際，居住地区ごとのグループ分けを実施する等工夫することで，参加者同士の相互サポートが促進され，新たな友情や協力関係が芽生える機会も増える。

　近年のオンライン会議法の普及により，自宅に居ながら人とつながることが可能になった。高齢者においては利用が難しい場合もあるが，ときにはこの活用が外に出向けない人々の孤立の解消につながるとも考えられるため，うまく利用していきたい。

　元気高齢者を対象とした低栄養予防を目的とした通所型サービスC（短期集中予防サービス）の委託を受けた際の教室プログラム例を表4-14に示した。

表4-14　通所型サービスCにおける元気高齢者を対象とした低栄養改善プログラム例

教育プログラムの流れ		内容の具体例
計　画 (plan)	アセスメント （仮説検証）	・基本チェックリスト ・地域包括支援センターからの聞き取り 　（独自のアセスメントシートの活用：同居家族・喫食時間，喫食場所，共食者，食事への満足度，食事のようす，現状の課題） 健康チェック ・身長・体重・体脂肪率・筋肉量・骨密度 ・食事内容：TAKE10!®食生活チェック表 ・口腔：オーラルディアドコキネシス，舌圧，キシリトール咀嚼チェックガム，反復唾液嚥下テスト ・運動：2ステップテスト，握力
	目　標 　結果目標	・元気に過ごす ・低栄養にならない ・体重が維持または増加する
	行動目標	食事：欠食しない，10食品を意識して食べる 口腔：歯間ブラシを活用する 運動：家でできる運動をする，1日の歩数を無理なく増やす
	学習目標	食事 ・低栄養にならないための食事や食生活を理解する ・簡単にたんぱく質が摂れる料理ができる 口腔 ・歯周病の危険性を理解する ・日頃のケアがわかる 運動 ・運動の必要性を理解する ・1日の歩数と健康の関連を理解する ・家でできるストレッチ，筋力トレーニングができる
	環境目標	・地域と大学，参加者のつながりができる ・参加者同士のつながり，ともに実践する仲間ができる
	実施目標 （教育内容と方法）	・実施期間は月に1回，3回教室 ・1回目と3回目にはアセスメント項目を実施し，3か月間の変化を評価する ・個別指導，講義，実習を組み合わせる ・グループをできるだけ近い地域の人で組む
実　施 (do)		1回目：健康チェック，運動教室 　・近い地域の人でグループとなり，実践しながら運動を学ぶ 　・3か月間できるだけ実施してもらい，3回目の健康チェックでよい結果を出そう！という動機づけを行う 2回目：栄養教室，調理実習 　・調理実習の内容は参加者の属性をみてから決める（企画評価） 　　例：調理スキルのある参加者の場合，調理スキルではなく，アイデアを提供する（ささみや豆を用いたたんぱく質豊富なふりかけ等） 3回目：健康チェック，口腔教室 　・口腔教室ではサンプルを渡し，正しい磨き方，歯間ブラシの使い方を実習する 　・健康チェックを初回と比較し，自己評価してもらい，アドバイスをする 　・今後も活用してもらうために，白紙のチェック表・カレンダーを渡す
評　価 (see) (check, act)		・健康チェック（体重，BMI，体脂肪率，筋肉量など）（結果評価） ・TAKE10!®による食事評価（影響評価） ・運動カレンダーによる歩数，運動の有無（影響評価，経過評価） ・学習目標の達成度（影響評価） ・多職種の連携（経過評価）

5 高齢者福祉施設や在宅介護の場における栄養教育の展開 ▬▬

（1）高齢者福祉施設や在宅介護の場における栄養教育の特徴

　わが国の平均寿命は，2022（令和4）年では女性87.09歳，男性81.05歳で，いずれも世界的に長寿である。しかし，要介護（要支援）認定者数は，2021（令和3）年度で689.6万人となり，毎年増え続けている。

　介護サービスの利用の手続きを図4-15に示す。要介護1〜5に認定されると，介護給付により，施設サービス，居宅サービス，地域密着型サービスを受けることができる。そのうち施設サービス受給者は，2021（令和3）年度は116.4万人にのぼる。

　高齢者が居宅以外に暮らす主な施設は表4-15に示したとおりで，施設ごとに入所可能な介護度や，認知症の場合の受け入れ，看取りの可否等条件が異なる。入所まで

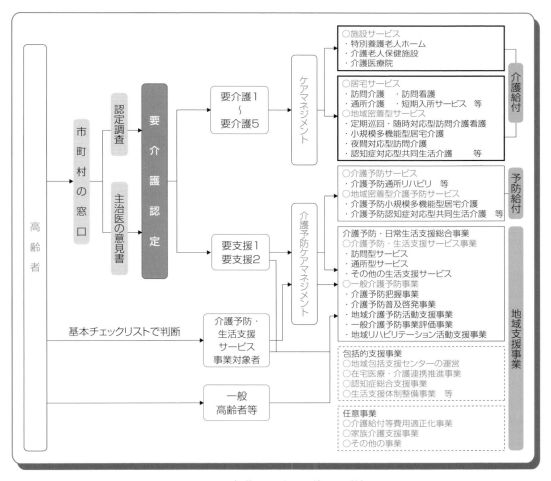

図4-15　介護サービスの利用の手続き

の期間は，施設の条件等にもよるが，公的施設のほうが民間施設より長くなることが多い。ほかにも，高齢者が生活しやすいように配慮されたバリアフリー完備のシニア向け分譲マンションもある。一方，住み慣れた居宅を離れることなく，ショートステイ（介護保険法第8条第9項，老人福祉法第20条の3）を最長30日までであれば連続利用することもできる。

表4-15　高齢者の住まいとしての施設

施　設		対象と施設の目的
公的施設	特別養護老人ホーム*1 *2	65歳以上の者であって，身体上，精神上著しい障害があるために常時介護を必要とし，かつ，居宅において介護サービスを受けることが困難な者が対象。これらの者を当該施設に入所させ，介護サービス等を提供する施設。（老人福祉法第20条の5）
	指定介護老人福祉施設*2	上記の特別養護老人ホームのうち，入所定員等の条件を満たしたもので，施設開設者が申請し，都道府県より指定を受けた施設。（介護保険法第86条）
	介護老人保健施設*2	介護を必要とする高齢者の自立を支援し，家庭への復帰を目指すために，医師による医学的管理の下，看護・介護といったケアはもとより，作業療法士や理学療法士等によるリハビリテーション，また，栄養管理・食事・入浴などの日常サービスまで併せて提供する施設。（介護保険法第94条）
	介護医療院*2	要介護者であって，主として長期にわたり療養が必要である者に対し，施設サービス計画に基づいて，療養上の管理，看護，医学的管理の下における介護および機能訓練その他必要な医療並びに日常生活上の世話を行うことを目的とする施設。（介護保険法第8条第29項）
	養護老人ホーム*1	65歳以上の者であって，環境上および経済的な理由により，居宅において養護が受けられない者が対象。これらの者を当該施設に入所させ，養護するとともに，その者が自立した日常生活を営み，社会的活動に参加するために必要な指導および訓練その他の援助を行うことを目的とした施設。（老人福祉法第20条の4） 視覚障害の高齢者を対象とした盲養護老人ホームもある。
	軽費老人ホーム*1 （ケアハウス）	無料または低額な料金で，高齢者を入所させ，食事の提供その他日常生活上必要な便宜を供与することを目的とする施設。（老人福祉法第20条の6） 給食付きのA型と基本的には自炊のB型がある。
民間施設	グループホーム	認知症と診断された高齢者を対象とし，5〜9人を1ユニットとして，最大2ユニットまでの入居者が家庭的な雰囲気の中で共同生活を送ることにより，残された能力を生かし，認知症の症状の進行を緩和させ，よりよい日常生活を送ることができるようお互いに助け合いながら暮らす施設。（老人福祉法第5条の2第6項，介護保険法第8条第20項）
	有料老人ホーム	高齢者を入居させ，入浴，排せつもしくは食事の介護，食事の提供またはその他の日常生活上必要な便宜の供与をする事業を行う施設であって，老人福祉施設，認知症対応型老人共同生活援助事業を行う住居（グループホーム）等でないもの。（老人福祉法第29条第1項） 健康型，住宅型，介護付きがある。
	サービス付き高齢者 向け住宅	高齢者向け賃貸住宅または有料老人ホームであって，居住の用に供する専用部分を有するものに高齢者を入居させ，状況把握サービス，生活相談サービスその他高齢者が日常生活を営むために必要な福祉サービスを提供する施設。（高齢者の居住の安定確保に関する法律第5条第1項）

＊1　老人福祉法で定められている「老人福祉施設」
＊2　介護保険法で定められている「介護保険施設」

要介護（要支援）高齢者は，医学的管理または療養の必要性と暮らす場によって大きく4つに分けることができる。①地域で暮らし（在宅）療養している者，②特に療養の必要がない者，③介護老人保健施設や介護医療院に入所している者，④特別養護老人ホーム等（主に福祉施設）に入所している者である。本節では，医学的管理または療養の必要のない福祉施設の入所者や，在宅で介護サービスを受けている者のための栄養教育について学ぶ。

　福祉施設や在宅介護で介護サービスを受けているいる高齢者の栄養教育は，QOLの向上，すなわち自分らしく生を全うするために，尊厳の確保，健康寿命の延伸，自立支援を柱とする。そのためには，基盤となる健康が重要となる。そして，生活全般から解決すべき健康状態の課題を抽出する必要がある。健康状態の課題を抽出する場合，ICF（国際生活機能分類；International Classification of Functioning, Disability and Health）の「生活機能モデル」を用いることができる（図4-16）。ICFは2001年にWHO総会で採択されている。この前身であるICIDH（国際障害分類；International Classification of Impairments, Disabilities and Handicaps）は「疾病の帰結（結果）に関する分類」であったのに対し，ICFは「健康の構成要素に関する分類」であり，新しい健康観を提起するものである。生活機能上の問題は誰にでも起り得るため，ICFは特定の人々のためのものではなく，「すべての人に関する分類」であるとされている。

　健康の構成要素として，心身機能・身体構造，活動，参加，環境因子，個人因子をあげており，人間全体をみて，身体面だけでなく，精神面，社会面からも健康を捉えていこうとするものである。

　心身機能は，身体系の生理的機能（心理的機能を含む）であり，身体機能は器官・肢体とその構成部分等の，身体解剖学的部分である。活動とは，課題や行為の個人に

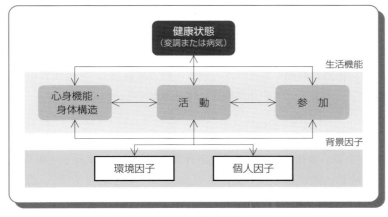

図4-16　ICFの生活機能モデル

（出典　世界保健機関（WHO）：国際生活機能分類—国際障害分類改訂版—，中央法規出版，2002に著者加筆）

よる遂行のことである。参加は，生活・人生場面へのかかわりのことである。これら生活機能については，機能障害（構造障害を含む），活動制限や参加制約といったできないことばかりあげるのではなく，できることを抽出して自立に向けた支援に結びつけていく必要がある。

　背景因子の環境因子とは，人々が生活し，人生を送っている物的な環境や社会的環境，人々の社会的な態度による環境を構成する因子のことである。個人因子は，個人の人生や生活の特別な背景のことであり，性別，年齢，その他の健康状態，体力，ライフスタイル，習慣，成育歴，性格，知識，態度や価値観，スキル等である。

　このICFの生活機能モデルは，医学モデルと社会モデルの統合に基づいている。医学モデルとは，生きづらさ等の障害という現象を個人の問題として捉え，病気や外傷やその他の健康状態から直接的に生じるものであり，個別的な治療というかたちで医療を必要とするものとみる。一方，社会モデルでは障害を主として社会によってつくられた問題とみなし，個人以外のすべてを環境と捉えて，その状態を変えていこうとするものである。栄養教育の視点から考えれば，健康・栄養状態の課題解決のための行動変容に対して，個人の認知に直接働きかける教育的アプローチ（医学モデル）と，行動変容を起こしやすい環境をつくる環境的アプローチ（社会モデル）の統合と似ており，ICFの生活機能モデルは栄養教育の場において活用可能である。

　介護サービスを受けているいる高齢者の特徴を，ICFの生活機能モデルに沿って考えてみたいが環境因子は個人で異なるため，健康状態，心身機能・身体構造，食生活面からみた，個人因子，活動，参加について記述することとする。

　健康状態として，高齢者の傷病の特徴である。①複数の疾患や症状をもっている，②症状が教科書どおりに現れない（非定型），③原疾患と関係ない合併症を起こす（関節の拘縮，褥瘡等），④恒常性の異常をきたしやすい，⑤薬剤の副作用が現れやすい，⑥栄養障害の影響が強く，かつ急速に現れやすい，⑦疾患に伴って，精神症状が現れやすい，⑧治療効果が得られず，慢性化，長期化，重症化しやすい。

　心身機能・身体構造の特徴は，①予備力の低下（傷病を起こしやすい），②内部環境の維持機能の変化（体温調節機能や耐糖能の低下，水・電解質バランスの異常，血圧の変化等），③感覚機能の低下（視力障害，聴力障害等），④歯牙欠損や咀嚼・嚥下機能の低下，⑤生体リズムの加齢変化に伴う不眠や生活時間の崩れ等，があげられる。

　食生活面からみた個人因子として，まず，栄養状態について，その判定指標のひとつに肥満度がある。令和元年国民健康・栄養調査（2019）によると，70歳以上では，BMI $25\,\mathrm{kg/m^2}$ 以上の肥満の割合は，男性28.5％，女性26.4％，65歳以上のBMI $20.0\,\mathrm{kg/m^2}$ 未満の低栄養傾向の割合は，男性12.4％，女性20.7％であった。肥満は，虚血性心疾患や糖尿病の危険因子となるだけでなく，サルコペニアを伴えば運動器の障害のために移動機能の低下をきたすロコモティブシンドロームに陥りやすい。一方，低栄養ではロコモティブシンドロームのみならず，免疫機能が低下するため，感

染症に対する抵抗力の低下や老化を加速させる。よって，栄養教育は肥満と低栄養の両面から取り組む必要がある。

料理，食品，エネルギー・栄養素の摂取状況については，在宅介護で介護サービスを受けているいる高齢者の特徴となるが，栄養素に関して食塩は摂りすぎ，カルシウムや鉄は不足ぎみである。食品においては，油脂類・肉類・卵類が年齢とともに減少傾向にある。いずれも若い時期からの栄養教育が重要であるが，特に高齢者には，主食・主菜・副菜がそろった栄養素のバランスがよい食事づくりへの支援が必要である。

食知識・食態度・食スキルについて，食知識では，主食・主菜・副菜の料理の特徴を正しく理解することが必要である。さらに，主食・主菜・副菜のそろった食事をするためには，食態度として"そうした食事をしようという"動機づけや意思が必要である。また，買い物弱者とならないように必要な食材料をそろえるスキルに加え，自分の体調や口腔機能に応じた食事をつくるスキル等が必要である。

社会的側面について，高齢期は個人においてさまざまなライフイベントが発生する時期である。表4-16に主なライフイベントを示した。仕事からの引退・退職，収入の減少は，社会的役割や生活交流の減少，生活圏の縮小，余暇時間の拡大，生きがいの喪失につながりやすい。また，子どもが離れて別に暮らすようになること，家族の誰かが死亡すること等は，食事が単調になりがちで，多様な食品の摂取を困難にする。さらに親しい友人や配偶者との死別により，外出や外食の機会が減少し，食事づくりがおっくうになり，食事への楽しみや関心が薄れ，孤食・欠食・偏食が生じる等，食事のバランスがくずれやすくなる。

食行動の活動や参加については，食事時間や場所，食行動を共有する共食の頻度が高い人ほど，主食・主菜・副菜がそろった食事をしており，食事の満足度，主観的健康感が高いという報告がある。共食頻度が高いことは，食事内容の良好さや健康状態等と関連があることが明らかにされている。1人食べの高齢者が増加している現在，同居家族，別居子，親戚，友人，老人クラブ等，グループ活動の仲間の組み合わせの検討や場づくり，共食頻度を高く，安定的に持続することが求められている。

これらの特徴と，特定の個人または集団の特徴ならびに環境因子の特徴とを照らし合わせ，健康状態の課題の要因分析を食生活面から行い，栄養教育プログラムを計画していくことになる。

表4-16　主なライフイベントの分類と例

分　類	ライフイベントの例
生活環境の変化	転居，単身赴任，収入の減少，住環境の悪化，災難（人災・天災），施設入所
学校・仕事	入学，進学，就職，配置転換，昇格，失業，転職，引退・退職
人間関係	結婚，子どもの誕生，離婚，子どもとの別居，親（子ども）との同居，家族との死別，親しい友人との死別
健　康	病気，けが，健康面での変化，介護認定を受ける

（2）高齢者福祉施設や在宅介護の場における栄養教育の実際

　高齢者福祉施設ならびに在宅介護の場において個別では，ハイリスクアプローチとしてひとりひとりの健康状態の課題（ニーズ）に食生活面から応えるために栄養ケア・マネジメントが行われている。栄養ケア・マネジメントは図4-17に示すとおり，栄養スクリーニング，栄養アセスメント，栄養ケア計画，モニタリング，評価等の手順で行う。

　栄養アセスメントに基づいて栄養計画を立案するときに，先述で説明したICFの生活機能モデルが活用できる。栄養ケア計画は，①栄養補給（補給方法，エネルギー・たんぱく質・水分の補給量，慢性的な疾患に対する対応，食事の形態等食事の提供に関する事項 等），②栄養食事相談，③課題解決のための関連職種の分担等について，関連職種と共同して作成する。栄養ケア計画の中に栄養教育という言葉はないが，栄養食事相談にとどまることなく栄養ケア計画全体を栄養教育的視野で捉え，高齢者本人および家族の意向と解決すべきニーズを把握し，長期目標と短期目標を設定したうえで，教育的アプローチと環境的アプローチを組み合わせて短期目標達成のための具体的内容を計画していくとよい。

　集団での栄養教育は，当事者である高齢者のみならず，施設介護職員，ホームヘルパー（訪問介護員）や家族等の介護者を学習者に行うことも考えられる。近年，介護職員による不適切なケア，高齢者の介護を高齢者が担う老々介護，本来大人が担うと想定されている家事や家族の世話を日常的に行っている子ども（ヤングケアラー），介護と仕事の両立が困難となって，家族の介護のために仕事を辞める介護離職等，介

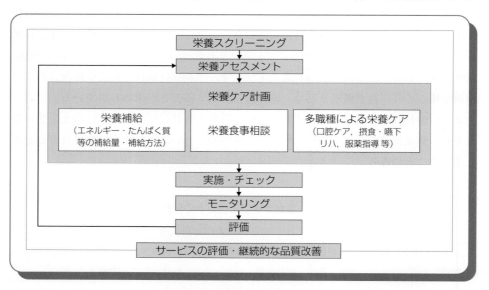

図4-17　栄養ケア・マネジメント

（出典　杉山みち子：改正介護保険制度と栄養ケア・マネジメントに関する研究，栄養学雑誌，65（2），55-66，2007）

護を巡っての社会的課題も多い。介護される高齢者の尊厳の確保と，自立を支援しながら，かかわるすべての人が幸せになるためには食生活面から栄養教育として何ができるか考えなければならない。さらに，高齢者の尊厳の確保と，自立を支援するというと目標を介護職員や家族らと共有しながら，教育者と学習者という固定した関係性をつくらず，お互いに学びあう関係性を築くことも重要である。

　当事者である高齢者を学習者とする場合は，施設では個人差が大きく，解決すべき健康状態の課題やニーズも個人により多様なので，教育的アプローチより環境的アプローチに重点を置いて進めるとよい。例えば，食品へのアクセスに関しては，ひとりひとりにあった形態の食事の提供，食事に対して主体的な意思決定をする機会を提供するため選択メニューの実施，食事が楽しみになるような行事食や地域で馴染みのある料理の提供等があげられる。また，栄養・食情報へのアクセスに関しては，写真や

表4-17　通所介護（デイサービス）における要介護者を対象とした栄養教育プログラム例

栄養教育プログラムの流れ		内容の具体例
計　画 (plan)	アセスメント （仮説検証）	・将来的な希望，生きがい，楽しみ，趣味，主観的健康観 　〈栄養ケア・マネジメントのスクリーニング，栄養アセスメントの一環として〉 ・食欲・食事の満足感，食事に対する意識 ・身長，体重 ・食生活の状況等（食事摂取量，食事の留意事項の有無，食事時の摂食・嚥下状況，他のサービスの有無，食習慣，生活習慣，食行動等，の留意事項）
	目　標 　結果目標	・主観的健康観が良好になる ・適正体重になる（維持する）
	行動目標	・欠食しない ・主食・主菜・副菜のそろった食事を1日2回以上食べる
	学習目標	・自分の食生活に関する課題がわかる ・自分に適量な1食がわかる ・主食・主菜・副菜がわかる
	環境目標	・家族も学習者の食生活に関する課題を理解する ・学習者にあった形態の食事が家庭でも提供される
	実施目標 （教育内容と方法）	・週に1回の頻度で4回，講義とワーク（個人・グループ）を行う ・講義とワークの時間は昼食前の20分から30分程度 ・講義とワーク終了後も，昼食時に声かけを継続して行う
実　施 (do)		・事前にアセスメントを行って準備する ・1回目はアセスメントの結果を踏まえた学習者の食生活に関する課題の説明と主食・主菜・副菜の講義とワーク ・2回目は主食の講義とワーク ・3回目は主菜の講義とワーク ・4回目は副菜の講義とワーク ・家族と連携する（家族への配付物を作成する）
評　価 (see) (check, act)		・主観的健康観（結果評価） ・体重の変化（結果評価） ・食生活（食事摂取量，食行動）の状況等（影響評価） ・学習目標の達成度（影響評価） ・昼食時の声かけ（経過評価）

イラストを用いた食事が楽しみになるようなメニュー表の掲示，食事の時間に食材料，料理についての情報提供等が考えられる。

在宅で介護サービスを受けている高齢者の場合，介護度は施設入所者より比較的低いため，通所介護（デイサービス）の場で教育的アプローチとしての栄養教育が可能である（表 4-17）。

⑥ 栄養と環境に配慮した栄養教育の展開

（1）栄養と環境に配慮した栄養教育の特徴

1）持続可能な開発目標と栄養教育

2015 年 9 月に開催された国連サミットにおいて，「持続可能な開発のための 2030 アジェンダ」が採択され，2016 年 1 月には持続可能な開発目標（Sustainable Development Goals：SDGs）[21] が正式に発効した。

SDGs は 17 のゴールと 169 のターゲットからなる。17 のゴールは①貧困の根絶（経済・社会開発）と持続可能な社会（環境保全）の両立，②不平等（格差）の是正，③開発途上国だけでなくすべての国に適応されることを念頭におき，「誰一人取り残さない（leave no one behind）」という理念のもと設定された。

17 のゴールを入り口として，豊かさ，平和，地球，人間，パートナーシップの 5 つが調和した持続可能な発展が重要とされているが，栄養教育においてもどのように貢献できるのか考えなければならない。栄養教育から貢献できる目標としては，目標の 1「貧困をなくそう」・8「働きがいも経済成長も」（栄養改善から労働力向上 等），2「飢餓をゼロに」（食料分配の不公正を是正 等），3「すべての人に健康と福祉を」（適正体重の維持，感染症の予防 等），4「質の高い教育をみんなに」（生涯を通じた栄養教育 等），5「ジェンダー平等を実現しよう」（女性の家事負担を軽減 等），11「住み続けられるまちづくりを」（地域包括ケアシステムにおける栄養・食事の取り組み 等），13「気候変動に具体的な対策を」・14「海の豊かさを守ろう」・15「陸の豊かさも守ろう」（環境負荷軽減につながる食料システムや食事のあり方を構築 等）があげられる。そして，どの目標に対する栄養教育としての活動も，目標 17 にあるように，多様な主体とのパートナーシップが重要である。また，これらの目標を個別に達成しようとするのではなく，それぞれの関連やつながりを理解し，誰一人取り残されることなく "持続可能で健康な食事" を実践できるような教育的アプローチ，環境的アプローチが必要である。

2）持続可能で健康な食事と栄養教育

2019 年 1 月，英国の医学雑誌「Lancet（ランセット）」に「人新世の食料：持続可能な食料システムによる健康な食事に関する EAT ランセット委員会」[22] という報告書が発表された。人新世とは，人類が地球の地質や生態系，気候に大きな影響を及ぼ

す時代とされ，1950年以降，現在に至るまでをさす。報告書の中で，2050年までには約100億人に達するといわれている世界中の人々に，健康維持が可能な食事を提供し，なおかつSDGsや温室効果ガス削減に関して取り決めた「パリ協定」を達成するためには，持続可能な食料システムによる健康的な食事への転換が必要であるとしている。そのために「Planetary Health Diet（地球にとって健康的な食事）」（図4-18）を提唱しており，内容は半分を野菜・果物が占め，肉類や乳製品等の動物性食品は全体の1割程度で，残りは全粒穀物，植物性のたんぱく質源（豆類や種実類）や不飽和植物油である。これは，世界中が画一的な食事を食べることを推奨しているのではなく，個人の嗜好や暮らす地域の風土や文化を尊重すべきだと述べている。SDGsや地球にとって健康的な食事が提唱されたことにより，WHOは「持続可能で健康な食事に関する指針」[23]として16項目を提案した。16項目は「健康面について」「環境への影響について」「社会文化的な側面について」の3つからなる。

　これらを踏まえて，栄養教育において実践すべき"持続可能で健康な食事"とは何か考えたい。環境の持続可能性と人間の健康の維持・増進のための食事と考えてよいだろうか。SDGs発効以前の2014年，厚生労働省は「日本人の長寿を支える『健康な食事』のあり方に関する検討会報告書」[24]を発表した。日本人の平均寿命が延伸し，世界でも高い水準を示していることには，日本人の食事が一助になっていると考え，「健康な食事」と何かを明らかにしたものである。そして，「健康な食事」を健康な心身の維持・増進に必要とされる栄養バランスを基本とする食生活が，無理なく持続している状態と定義した。したがって"持続可能で健康な食事"とは，地球が人間を含む生物が暮らし続けられるように健康であり続け，人間にとって健康な心身の維持・増進に必要とされる栄養バランスを基本とする食生活が持続可能な状態と考えられる。また，SDGsの理念に則り，誰一人取り残されることなく，そのような食生活が実践可能であることが求められる。

　栄養教育において，持続可能で健康な食事を誰一人取り残されることなく実践できるようにプログラムを展開していくためには，個人レベル，地域レベル，国レベル，世界レベル，地球レベル等，それぞれのレベルでどのような課題があるのか考え，その課題

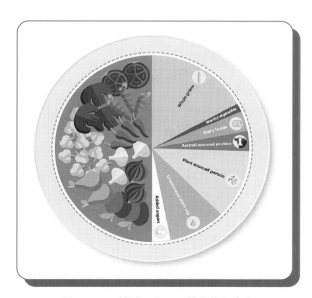

図4-18　地球にとって健康的な食事

（出典　EAT-Lancet Commission: Planetary Health Diet）

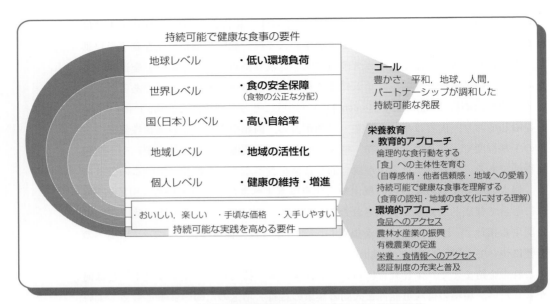

持続可能で健康な食事の要件

持続可能で健康な食事の要件		
地球レベル	・低い環境負荷	
世界レベル	・食の安全保障 （食物の公正な分配）	
国（日本）レベル	・高い自給率	
地域レベル	・地域の活性化	
個人レベル	・健康の維持・増進	

・おいしい，楽しい　・手頃な価格　・入手しやすい
持続可能な実践を高める要件

ゴール
豊かさ，平和，地球，人間，
パートナーシップが調和した
持続可能な発展

栄養教育
・**教育的アプローチ**
　倫理的な食行動をする
　「食」への主体性を育む
　（自尊感情・他者信頼感・地域への愛着）
　持続可能で健康な食事を理解する
　（食育の認知・地域の食文化に対する理解）
・**環境的アプローチ**
　食品へのアクセス
　農林水産業の振興
　有機農業の促進
　栄養・食情報へのアクセス
　認証制度の充実と普及

図4-19　持続可能で健康な食事の要件の例と栄養教育

解決のためにはどのような食事または行動変容が必要か特定し，学習者が実践可能な行動目標を設定することが必要である（図4-19）。例えば，地場産物を使って栄養素等のバランスのよい食事をすることを目標とした生活習慣病予防教室を開催すれば，地域の活性化，食料自給率向上，地球環境負荷や食品ロスの低減につながる。その場合，教室開催とあわせて，地場産物の入手可能性を高め，手頃な価格で入手できるような食環境づくりも行う必要があるだろう。食環境づくりは食料システムだけでなく，環境に配慮した食事に対しての理解を深めるための食情報システムの構築が必要である。

（2）栄養と環境に配慮した栄養教育の実際

1）社会的包摂と栄養教育

　持続可能で健康な食事を誰一人取り残されることなく実践できるようにプログラムを展開していくためには，取り残されやすい学習者を見逃してはならない。

　社会的に弱い立場の人は，取り残されやすいが，社会的弱者も含め市民ひとりひとり，排除や摩擦，孤独や孤立から援護し，社会（地域社会）の一員として取り込み，支えあう考え方のことを社会的包摂（ソーシャルインクルージョン）いう。この社会的包摂の考え方からみれば，取り残されやすい人というのは，社会的弱者だけではなく，社会等から排除されたり，周囲の人等と摩擦があったり，孤独を感じていたり，誰ともつながっておらず孤立している人といえる。社会的包摂の対義語は社会的排除であるが，社会的排除とは生まれもった障害，疾病，家庭環境，失業・貧困等によって，社会や地域から排除，取り残されている状況のことをいう。つまり，取り残されやすい人とは，薬物・アルコール依存症の患者，元受刑者，ホームレス，障がいのあ

る人，外国籍の人，非正規就労者，生活保護受給者，シングルマザー，被災した人等，が考えられる。これら当事者の健康・栄養状態に関する課題はそれぞれで多様であるため，学習者ごとにていねいにアセスメントを行う必要がある。特に障がいのある人のアセスメントには，先述で説明したICFの生活機能モデルを用いることが有効である。

　社会的包摂の特徴は，排除されやすい立場にある人々を見過ごすことなく，社会の中へ包摂する考え方である。障がいがあるから，ひとり親世帯だから，学歴が低いからといった理由で，排除される側の問題だけに着目するのではなく，社会の側の責任として問題を捉えることが重要である。

　栄養教育を実施する場合，当事者のみを学習者とすることも可能であるが，ノーマライゼーションの理念に則り，インクルーシブ教育として実施することが重要である。ノーマライゼーションとは，障害や経済的困窮等の排除されやすい，または社会的に不利を受けやすい人を含めたすべての人が基本的な権利や普通の生活が保障されている状態こそがノーマルであるという考え方である。また，インクルーシブ教育とは，多様なニーズをもつすべての学習者が排除されず，学びに参加できることを保障するために，教育を改革するプロセスである。図4-20のインクルージョン（包摂）のように，すべての学習者が内容を理解し，学習活動に参加しているという実感と達成感をもちながら，充実した時間を過ごしつつ，持続可能で健康な食事を実践する力を身につけ発揮でき（エンパワメント），さらに社会の中で役割をもちながら承認さ

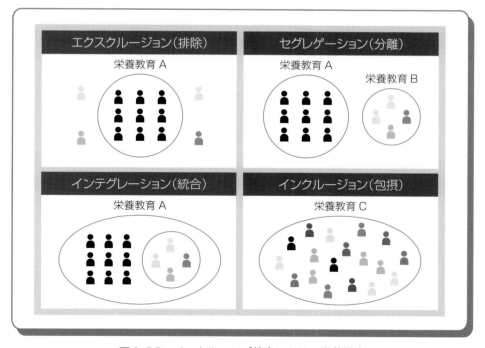

図4-20　インクルーシブ教育における栄養教育

れる環境づくりを取り入れた栄養教育をマネジメントしていくことである。例えば，避難所での生活を余儀なくされる被災者にとって，避難所において役割をもつことは，"支援されるだけ"というパワーレスな存在からの脱却につながる。子どもや障がいのある人も例外ではなく，その人なりにできることを担うことが重要である。

2）共食の場と栄養教育

すべての学習者にとって役割をもつことと同様に，居場所があることは重要である。役割をもつことは，自分を認めたい，他者から価値を認められたいという承認欲求，居場所があることは，身の安全を守りたいという安全欲求や，他者とかかわりたい，集団に属したいという社会的欲求を満たすことにつながる。

共食の場は居場所や役割をもつことができること，第4次食育推進基本計画における食育の推進にあたっての目標に「地域等で共食したいと思う人が共食する割合を増やす」が掲げられていることもあり，近年増加している。具体的には，認知症カフェ，障がいのある人の就労を目的としたカフェ，こども食堂等があるが，目的やスタッフ，利用者は誰一人取り残されないことを理念にして多種多様なものとなっている。

認知症カフェは，オランダではじまったアルツハイマーカフェを源流として世界各国にさまざまな形で広がっている。日本では，2012年の認知症施策推進5か年計画（オレンジプラン）にて初めて明記され，続く認知症施策推進総合戦略（新オレンジプラン）では，全市町村設置を目指すことが示された。新オレンジプランでは，「認知症の人の介護者の負担を軽減するため，認知症初期集中支援チーム等による早期診断・早期対応を行うほか，認知症の人やその家族が，地域の人や専門家と相互に情報を共有し，お互いを理解し合う認知症カフェ等の設置を推進する。」とされ，家族支援と初期の認知症の人の支援の場となることも想定されている。実際には認知症の人やその家族，地域住民，介護や福祉等の専門家等誰でも，気軽に集える場所となっている。認知症カフェで実施する栄養教育としては，当事者である認知症の人だけでなく，スタッフや家族，地域住民を学習者として実施することができる。

障がいのある人の就労を目的としたカフェとは，主に知的障がいや発達障がいがある人が働くカフェである。障がいのある人が一般就労を目指すために利用する福祉事業所の数は年々増加しているが，そのほとんどは利用者とスタッフのみの環境であり，社会に開かれていないことが課題となっている。カフェは社会とのつながりをもちながら地域の人と近い距離感で就労に向けた訓練を行うことができる。このようなカフェでは来客者だけでなく，利用者やスタッフへの栄養教育も可能である。

こども食堂とは，子どもが1人でも安心して来られる無料または低額の食堂であり，子どもを真ん中に置いた多世代交流型の地域の居場所である。地域の大人たちが地域の子どもたちと一緒に食事をして交流することは昔から行われていた。現代のこども食堂は2012年に東京で青果店を営んでいた近藤博子さんの「食べられない子おいで」という地域への呼びかけからはじまったとされている。その後，子どもの貧困対策として，学習支援からこども食堂に展開し全国に普及していった。現在，貧困対

策としてはこども食堂以外に，学校での朝食提供，学童保育での食事提供，学校給食の無償化，こども宅食，こども配食サービス，食事支援ボランティア派遣等がある。こども食堂の特徴として，行政や福祉専門職などの主導ではなく，地域のボランティアやNPO等の民間主導ではじまり，多様な主体が運営していることがあげられる。また，こども食堂の機能として，貧困対策のほか，地域づくり，食育や孤食対応，子育てまたは親支援や虐待防止，高齢者の健康づくり等がある。こども食堂における子どもを対象とした栄養教育プログラム例を表4-18に示した。

多世代交流型で運営されているこども食堂は，誰でも来ることができ，利用者間の

表4-18 こども食堂における子どもを対象とした栄養教育プログラム例

栄養教育プログラムの流れ		内容の具体例
計画 (plan)	アセスメント （仮説検証）	・食行動（普段の朝食，夕食，休日の昼食について，どこで誰と何をどれくらい食べているのか），食知識，調理スキル，自尊感情とライフスキル ・上記についてプログラムの1か月前に，こども食堂に聞き取りを行う
	目標 結果目標	・こども食堂に笑顔でやってくる
	行動目標	・家族にぴったりの食事をつくる ・自分と地域にぴったりの食事を食べる
	学習目標	・こども食堂の食事の材料がどこからくるかわかる ・地域の特産物や食べ物の旬がわかる ・「3・1・2弁当箱法」®のルールがわかる ・自分や家族，地域にぴったりの食事がわかる
	環境目標	・家族が子どもがつくった食事を食べたいと思う（食事づくりを任せることができる） ・地域が子どもとその家族を支える ・いろんな人がこども食堂に来る
	実施目標 （教育内容と方法）	・こども食堂開催時に行う ・3回実施する（3か月） ・学習者はこども食堂に毎回来ている（3回参加可能）子どもとする ・体験型の楽しいプログラムにする
実施 (do)		・事前に聞き取りによるアセスメントを行って準備する ・聞き取りの際に参加を促す ・初回は食事の後，食事の材料，地域の特産物，食べ物の旬について話し，「3・1・2弁当箱法」®についてワークを交えながら説明する ・2回目は「3・1・2弁当箱法」®に基づいて自分と環境にぴったりの食事をつくって食べる ・3回目は「3・1・2弁当箱法」®に基づいて自分と家族（招待する）にぴったりの食事をつくって一緒に食べる
評価 (see) (check, act)		〈プログラム終了以降〉 ・子どもの様子（結果評価） ・こども食堂の様子（影響評価） ・家での食事の様子（影響評価） ・こども食堂の食事内容（影響評価） 〈プログラム実施中〉 ・2回目，3回目につくった食事内容（経過評価） ・毎回の子どもの様子（経過評価） ・参加した子どもの参加回数（経過評価）

相乗効果が生まれやすい。こども食堂での利用者を学習者とした食育や栄養教育においては，学習者同士の学び合いだけでなく，関係者や組織の連携の強化，学習者の家族や地域への広がりも期待できる。さらに，こども食堂で提供される食事の材料の多くは，地域の農家やフードバンクからの提供や，企業等からの寄付を受けたりしたものである。こども食堂は誰一人取り残されることなく"持続可能で健康な食事"を実践する場となっている。

〈引用文献〉

1）厚生労働省：楽しく食べる子どもに〜保育所における食育に関する指針，2004
2）厚生労働科学研究費補助金「幼児期の健やかな発育のための栄養・食生活支援に向けた効果的な展開のための研究」：幼児期の健やかな発育のための栄養・食生活支援ガイド［確定版］，2022
3）文部科学省：食に関する指導の手引—第二次改訂版—，p.74，2019
4）文部科学省：小学校学習指導要領（平成29年告示），p.18，p.227，2017
5）文部科学省：小学校学習指導要領（平成29年告示），p.184，2017
6）文部科学省：食に関する指導の手引—第二次改訂版—，p.8，2019
7）文部科学省：小学校学習指導要領（平成29年告示），p.22，2017
8）文部科学省：小学校学習指導要領（平成29年告示），pp.183-184，2017
9）文部科学省：小学校学習指導要領（平成29年告示）解説特別活動編，p.57，2017
10）食に関する指導の手引—第二次改訂版—，pp.218-261，2019
11）文部科学省：学校教育の情報化の推進に関する法律（通知），2019
12）Paivio A *et.al.*：*Mental representations：A dual coding-approach*，Oxford University Press，pp.53-83，1986
13）文部科学省：栄養教諭を中核としたこれからの学校の食育〜チーム学校で取り組む食育推進のPDCA〜，pp.10-27，2017
14）全国学校給食協会（吉成勝好）：給食だよりの作り方，学校給食71.3，pp.84-85，2020
15）高橋佑磨，片山なつ：良い資料を作るためのレイアウトのルール　伝わるデザインの基本　増補改訂3版，pp.32-33，技術評論社，2021
16）Lindwell W *et.al.*，（郷司陽子訳）：*Design Rule Index* 要点で学ぶ，デザインの法則150，ビー・エヌ・エヌ新社，2013
17）授業目的公衆送信補償金等管理協会：改正著作権法第35条運用指針（令和3（2021）年度版），2021
18）文化庁：学校教育における教育活動と著作権（令和5年版），pp.5-9，2023
19）消費者庁：食物アレルギーに関連する食品表示に関する調査研究事業報告書（令和3年度），2021
20）厚生労働省：2022年度特定健康診査・特定保健指導の実施状況について，2024

21）外務省：JAPAN SDGs Action Plan. https://www.mofa.go.jp/mofaj/gaiko/oda/sdgs/index.html

22）Willett W, *et.al.*：Food in the Anthropocene：the EAT-Lancet Commission on healthy diets from sustainable food systems, *Lancet*, 393, 447-492, 2019

23）国立研究開発法人医薬基盤・健康・栄養研究所：持続可能で健康な食事に関する指針, https://www.nibiohn.go.jp/eiken/center/Sustainable_healthy_diets_guiding_principles_Japanese_Feb21_accept.pdf

24）厚生労働省：日本人の長寿を支える「健康な食事」のあり方に関する検討会報告書, 2014, https://www.mhlw.go.jp/file/05-Shingikai-10901000-Kenkoukyoku-Soumu-ka/0000070498.pdf

〈参考文献〉

・厚生労働省：令和2年（2020）患者調査の概況（結果の概要）, 2020

・日本小児栄養消化器肝臓病学会編：小児臨床栄養学改訂第2版, 診断と治療社, pp.88-91, 2018

・衛藤　隆, 植田誠治編：学校保健マニュアル改訂10版, 南山堂, p.5, pp.141-147, 2022

・安田女子大学教職センター：改訂第4版　中学校・高等学校　教育実習の手引き, 安田女子大学, 2019

・上田伸男編：学校栄養教育概論　学校における食の指導, 化学同人, 2007

・文部科学省：食に関する指導の手引—第二次改訂版—, 健学社, 2021

・文部科学省：学校給食における食物アレルギー対応指針, 2015, https://www.mext.go.jp/component/a_menu/education/detail/__icsFiles/afieldfile/2015/03/26/1355518_1.pdf

・厚生労働省：健康日本21（第三次）, 2023, https://www.mhlw.go.jp/stf/seisakunitsuite/bunya/kenkou_iryou/kenkou/kenkounippon21_00006.html

・厚生労働省：標準的な健診・保健指導プログラム（令和6年度版）, 2024

・厚生労働省：特定健康診査・特定保健指導の円滑な実施に向けた手引き（第4版）, 2023

・農林水産省：食品アクセス（買い物弱者・買い物難民等）問題ポータルサイト

・厚生労働省：令和4年簡易生命表の概況. https://www.mhlw.go.jp/toukei/saikin/hw/life/life22/index.html

・厚生労働省：介護保険事業状況報告（暫定）, https://www.mhlw.go.jp/topics/kaigo/osirase/jigyo/m21/2106.html

・厚生労働省老健局老人保健課：一般介護予防事業等について, https://www.mhlw.go.jp/content/12601000/000512177.pdf

・厚生労働省老健局振興課：介護予防・日常生活支援総合事業の基本的な考え方, https://www.mhlw.go.jp/file/06-Seisakujouhou-12300000-Roukenkyoku/0000192996.pdf

・世界保健機関（WHO）：国際生活機能分類—国際障害分類改訂版—, 中央法規出版, 2002

・厚生労働省：令和元年「国民健康・栄養調査」の結果，2019，https://www.mhlw.go.jp/stf/newpage_14156.html

・杉山みち子：改正介護保険制度と栄養ケア・マネジメントに関する研究，栄養学雑誌，65（2），55-66，2007

・中村丁次：SDGs と栄養・食，臨床栄養，140（6），722-779，2022

・田中治彦，枝廣淳子，久保田崇編：SDGs とまちづくり持続可能な地域と学びづくり（稲葉美由紀：福祉社会とまちづくり），pp.90-109，学文社，2019

・農林水産省：第4次食育推進基本計画（令和3〜7年度）の概要．https://www.maff.go.jp/j/press/syouan/hyoji/attach/pdf/210331_35-4.pdf

・認知症介護研究・研修仙台センター：よくわかる！地域が広がる認知症カフェ—地域性や人口規模の事例から，2019，https://www.mhlw.go.jp/content/12300000/000523084.pdf

・湯浅　誠編：むすびえの子ども食堂白書地域インフラとしての定着をめざして，本の種出版，2020

・食生態学実践フォーラム：「3・1・2弁当箱法」，https://shokuseitaigaku.com/bentobako

索　引

〔編著者〕

佐藤 香苗　第1章, 第2章1・2・3 (1)〜(5)・4, 第3章1・5
東海学園大学健康栄養学部 教授

安達 内美子　第3章2, 第4章1・4 (1)・5・6
名古屋学芸大学管理栄養学部 教授

〔執筆者〕（五十音順）

秋山 隆　第3章3, 第4章7
常磐大学人間科学部 准教授

隈元 晴子　第2章5, 第4章2 (2)・3 (3)・4 (2) 1)
藤女子大学人間生活学部 准教授

近藤 志保　第4章4 (2) 3)
名古屋女子大学健康科学部 講師

山王丸 靖子　第3章4・6
城西大学薬学部 准教授

嶋田 さおり　第4章3 (2) 1)・3)
安田女子大学家政学部 准教授

水津 久美子　第4章3 (1)
山口県立大学看護栄養学部 教授

杉村 留美子　第4章2 (1)・4 (2) 2)
酪農学園大学農食環境学群 准教授

丹野 久美子　第2章3 (6)・(7)
宮城学院女子大学生活科学部 准教授

平田 なつひ　第4章3 (2) 2)
金城学院大学生活環境学部 准教授

安友 裕子　第4章4 (2) 4)
名古屋学芸大学管理栄養学部 講師

四訂 マスター栄養教育論

2011年（平成23年）5 月10日		初版発行～第 3 刷
2015年（平成27年）4 月10日		改訂版発行～第 4 刷
2020年（令和 2 年）4 月30日		三訂版発行～第 3 刷
2024年（令和 6 年）4 月30日		四訂版発行
2024年（令和 6 年）9 月30日		四訂版第 2 刷発行

編著者　佐　藤　香　苗
　　　　安 達 内 美 子

発行者　筑　紫　和　男

発行所　株式会社　建　帛　社
　　　　　　　　KENPAKUSHA

〒112-0011　東京都文京区千石 4 丁目 2 番15号
TEL（03）3944-2611
FAX（03）3946-4377
https://www.kenpakusha.co.jp/

ISBN 978-4-7679-0759-8　C3047　　　　壮光舎印刷／愛千製本所
©佐藤香苗，安達内美子ほか，2011，2015，2020，2024．　Printed in Japan
（定価はカバーに表示してあります。）